Osteopatia

Manipulação e estrutura do corpo

Dados Internacionais de Catalogação na Publicação (CIP)
(Câmara Brasileira do Livro, SP, Brasil)

Chaitow, Leon
    Osteopatia: manipulação e estrutura do corpo / Leon
Chaitow [tradução de Denise Maria Bolanho]. 2. ed. São Paulo:
Summus, 2004.

    Título original: Osteopathy: a complete health-care system
    ISBN 978-85-323-0055-3

    1. Manipulação (Terapêutica) – Aspectos fisiológicos 2.
Massagem 3. Osteopatia I. Título

04-0352
    CDD-615.533
    NLM-WB 940

Índice para catálogo sistemático:

1. Osteopatia: Terapêutica 615.533

Compre em lugar de fotocopiar.
Cada real que você dá por um livro recompensa seus autores
e os convida a produzir mais sobre o tema;
incentiva seus editores a encomendar, traduzir e publicar
outras obras sobre o assunto;
e paga aos livreiros por estocar e levar até você livros
para a sua informação e o seu entretenimento.
Cada real que você dá pela fotocópia não autorizada de um livro
financia o crime
e ajuda a matar a produção intelectual em todo o mundo.

Osteopatia

Manipulação e estrutura do corpo

Leon Chaitow

summus editorial

Do original em língua inglesa
OSTEOPATHY
A Complete Health-Care System
Copyright © 1982 by Leon Chaitow
Originalmente publicado pela Thorsons Publishing Group Ltda.
Direitos adquiridos por Summus Editorial

Tradução: **Denise Maria Bolanho**
Revisão técnica da tradução: **Silvia Kon**
Capa: **Isabel Carballo**
a partir de desenho de Raffael

Summus Editorial
Departamento editorial
Rua Itapicuru, 613 – 7º andar
05006-000 – São Paulo – SP
Fone: (11) 3872-3322
http://www.summus.com.br
e-mail: summus@summus.com.br

Atendimento ao consumidor
Summus Editorial
Fone: (11) 3865-9890

Vendas por atacado
Fone: (11) 3873-8638
e-mail: vendas@summus.com.br

Impresso no Brasil

Para Alkmini e Sasha

AGRADECIMENTOS

A mais importante pesquisa científica a respeito da função fisiológica relacionada à osteopatia foi realizada durante os últimos trinta e cinco anos pelo professor Irvin M. Korr. Ele generosamente permitiu que eu citasse seus trabalhos e, por isso, quero lhe manifestar minha gratidão.

Meus agradecimentos também para George W. Northup, o notável editor do *Journal of the American Osteopathic Association,* por permitir citações dos trabalhos do professor Korr publicados inicialmente nesta excelente revista.

Desejo agradecer ao professor Michael Patterson, do College of Osteopathic Medicine da Ohio State University, pela gentileza de permitir a citação de seus trabalhos. Finalmente, meu agradecimento à memória de Andrew Taylor Still pela descoberta das verdades que até hoje perduram na osteopatia.

SUMÁRIO

Prefácio pelo Dr. George Lewith 9
Introdução 11
Capítulo
1. O que é Osteopatia? 13
2. A origem da Osteopatia 23
3. Desenvolvimento até os dias atuais 29
4. Os princípios da Osteopatia 37
5. Diagnóstico 47
6. Manipulação osteopática 53
7. Pesquisa 63
8. A Osteopatia na prática 69
9. As conseqüências do *stress* 81
10. Postura e uso correto do corpo 89
11. Osteopatia craniana 99
Glossário 107
Bibliografia 111

PREFÁCIO

A manipulação da coluna vertebral tem suas origens na antiga arte de imobilização dos ossos. A osteopatia utiliza terapia manipulativa extremamente precisa e sofisticada, baseada nos ensinamentos de um americano, o dr. Andrew Taylor Still. Ela adota o conceito de medicina da "pessoa como um todo" e considera o sistema de músculos, ossos e articulações — particularmente a coluna — como reflexo das doenças do corpo e também parcialmente responsável pelo início de processos patológicos. A princípio, é difícil compreender o mecanismo pelo qual um pequeno problema da coluna iniciará uma doença no coração ou nos pulmões. No entanto, existem provas visíveis de que isto pode acontecer.

Leon Chaitow resumiu e explicou muitos dos complexos e difíceis conceitos de osteopatia, de maneira clara e compreensível. Obviamente ainda existem muitas pesquisas a serem efetuadas neste campo antes que os argumentos a favor da osteopatia sejam comprovados, mas ela é, sem dúvida, uma terapia eficaz para muitas pessoas e, portanto, deve merecer consideração mais séria e detalhada.

A história da osteopatia nem sempre foi fácil, pois muitas pessoas a consideravam pouco mais que charlatanismo. Este resumo objetivo e preciso permitirá ao leitor decidir por si mesmo se a osteopatia tem algo a oferecer como terapia.

George Lewith
Southampton

INTRODUÇÃO

A osteopatia, que iniciou seu segundo século de existência como um meio de cura, ainda não é bem compreendida e o objetivo deste livro é disseminar muitos conceitos populares mal compreendidos e explicar o seu significado.

A osteopatia é um sistema de cura praticado em todo o mundo, que alcançou, na América e na Grã-Bretanha em particular, ampla aceitação de seu valor. Um número sempre crescente de terapeutas, médicos e paramédicos estuda seus métodos ou recomenda sua utilização, mas muitos ainda têm uma visão limitada a respeito do alcance da aplicação da osteopatia. Este livro destina-se a ampliar esta visão.

Enquanto uma justificável atenção é concentrada na nutrição e em fatores emocionais no que diz respeito a recuperar a saúde, os elementos estruturais têm sido freqüentemente ignorados. Quer um paciente esteja preocupado com uma disfunção mecânica relativamente simples, como pode ocorrer em uma dor nas costas ou um pescoço rijo, quer o problema seja de natureza mais complexa, como enxaqueca ou asma, ele deve saber como a manipulação da estrutura do corpo pode ser capaz de ajudar.

O osteopata examina o paciente tendo em mente um objetivo básico: descobrir e corrigir aquilo que está estruturalmente incorreto e, assim, sempre que possível, recuperar a função normal. Existem muitos métodos e técnicas — algumas sutis e outras vigorosas — utilizadas pelos osteopatas para atingir este objetivo, e desenvolvimentos relativamente recentes, como manipulação craniana, especialmente usada em bebês traumatizados durante o parto, abriram novas perspectivas para a osteopatia moderna.

Quando utilizada corretamente, a manipulação osteopática não terá efeitos colaterais. Além disso, é um sistema que poupa energia, uma vez que não utiliza nenhum equipamento caro que consuma energia, mas somente as mãos do praticante, e também poupa tempo, desde que a maioria das condições músculo-esqueléticas reage rapidamente ao tratamento osteopático.

1. O QUE É OSTEOPATIA?

Se algum dia você já teve dor nas costas, pescoço rijo, distensão no cotovelo ao jogar tênis, dor no joelho ao praticar esportes, ou alguma outra dor no corpo, então provavelmente já procurou, ou alguém o aconselhou a procurar, um osteopata para ajudá-lo.

Se, porém, você tem ou teve um problema de saúde mais sério como asma, enxaqueca, dor de angina, distúrbios digestivos (para mencionar apenas alguns exemplos), então talvez não lhe tenha ocorrido que isto pode ter algumas de suas origens em uma disfunção de um componente mecânico do corpo, o sistema músculo-esquelético. Provavelmente, você não levou tal problema a um terapeuta osteopata. Embora possa parecer surpreendente, muitas dessas "doenças" com freqüência são o resultado final de mudanças biomecânicas na estrutura do corpo, receptivas ao tratamento osteopático. Este assunto será desenvolvido nos próximos capítulos e serão detalhadas algumas das fascinantes pesquisas que têm sido feitas a respeito de problemas de saúde. Agora, a idéia da osteopatia ajudando em condições que não sejam das dores mais óbvias pode parecer estranha. Para que se compreenda o conceito de osteopatia e quais os seus verdadeiros potenciais é necessário examinar suas raízes e seu subseqüente desenvolvimento.

A osteopatia é um sistema de cuidados com a saúde que reconhece que a autocura, a habilidade de auto-regular o corpo depen-

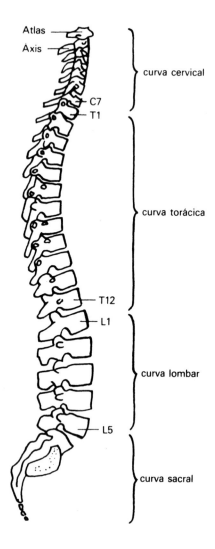

Vista lateral de uma coluna vertebral normal mostrando as curvas naturais.

dem de determinado número de fatores, incluindo condições favoráveis do meio ambiente (internas e externas), nutrição adequada e integridade estrutural normal. Ela utiliza métodos de diagnóstico comumente aceitos, bem como alguns métodos específicos, desenvolvidos para facilitar uma avaliação estrutural precisa. Dá ênfase especial à importância da mecânica do corpo e utiliza técnicas manipulativas para detectar e corrigir estrutura e funções imperfeitas.

Para muitas pessoas, principalmente no Reino Unido, a osteopatia é igualada principalmente ao tratamento da coluna vertebral e outras dores e problemas das articulações. Este limitado conceito de cuidados é um fato histórico. Como indicamos acima, a osteopatia vê a si mesma relacionada a muitos problemas de saúde e não simplesmente limitada ao tratamento de desordens músculo-esqueléticas. Desde a virada do século, quando os primeiros osteopatas americanos se estabeleceram no Reino Unido, eles preencheram uma lacuna que existia (e que em grande parte ainda existe) na prática médica. Os médicos tendiam a considerar os problemas músculo-esqueléticos como relativamente pouco importantes e a manipulação, na melhor das hipóteses, como uma parte desconhecida, e na pior, inútil.

Nos Estados Unidos, a evolução gradual da osteopatia tem se voltado para seu objetivo original de fornecer um sistema completo de cuidados com a saúde, lidando com todas as doenças do homem e utilizando todos os métodos terapêuticos aceitos que coincidam com sua crença na necessidade de tratar o paciente como um todo, em vez de simplesmente tratar os sintomas. Este conceito de considerar o homem "inteiro" merece um exame mais minucioso. A doença pode ser considerada como o resultado de uma desigualdade entre as capacidades, recursos e respostas do indivíduo e as necessidades e circunstâncias de sua vida. A doença pode ser vista como uma fase na história natural do indivíduo, cuja natureza única responde ao seu meio ambiente particular. A hereditariedade, capacidade, recursos e necessidades do indivíduo, e, conseqüentemente, sua adaptação e respostas são singulares. Doença, nível de saúde, predisposições, resistência, reações, adaptações etc. a todos os elementos de seu meio ambiente são o ponto culminante da vida de um indivíduo até aquele momento. As aparentes semelhanças entre doenças em diferentes indivíduos, e a habilidade de classificá-las, são uma confirmação do fato de que o corpo pode responder apenas de modo limitado a uma infinita variedade de acontecimentos e fatores. A doença do paciente não deveria, portanto, ser vista como uma enfermidade ou aberração de apenas um órgão ou sistema, mas como parte de uma doença em todo o seu ser. O paciente com angina não está doente por causa da angina, mas tem angina por que está doente. O exame total da singularidade do paciente e de seu relacionamento com todos os complexos fatores ambientais é que fornece a base para o cuidado completo com a saúde, que o osteopata procura oferecer. Naturalmente, isto inclui o exame do maior sistema do corpo, o sistema músculoesquelético. Os métodos de cuidado também incluem sua própria abordagem característica para a normalização da disfunção músculoesquelética, a terapia osteopática manipulativa (T.O.M.).

Não é possível separar a prática osteopática das teorias que lhe dão origem. A osteopatia não é apenas uma abordagem mecanicista da doença, mas um sistema autêntico e efetivo que tenta eliminar as causas de uma saúde prejudicada e busca fortalecer o poder curativo básico que existe dentro do próprio corpo. Esta crença foi originalmente expressada há mais de cem anos por Andrew Taylor Still, o criador da osteopatia, cuja vida e obra serão apreciadas no próximo capítulo. O conceito de muitas das causas, e portanto dos tratamentos, que estão dentro do próprio corpo, tem uma longa história, pois, desde que o homem existe na terra, a doença existe com ele.

O tratamento da doença, na pré-história, era atribuído a terapeutas de um ou outro método de cura. Muitos atribuíam a causa da doença a forças externas que pensavam entrar no corpo do sofredor. Em tal caso, o tratamento destinava-se a expulsar este mal ou influência doentia. Outros, culpavam aberrações dentro do corpo, ou da alma da vítima, pelo processo da doença e, neste caso, o tratamento destinava-se a normalizar os distúrbios que o provocavam. Essas duas filosofias divergentes, a causa externa e a interna, existiram lado a lado durante séculos.

No século quarto antes de Cristo, um sistema racional de cura foi introduzido pelo grande médico grego, Hipócrates. Ele ensinou que a doença freqüentemente era provocada por coisas muito simples, tais como alimentação inadequada ou viver em más condições de higiene. Portanto, reconhecia que as causas aparentes da doença podiam se originar de fatores externos ou internos. Contudo, acreditava também que o corpo, através dos esforços para curar que pertencem à sua própria natureza, era o meio para a recuperação. "Nossa natureza é o médico de nossas doenças."

Ele afirmava que o médico deveria ajudar a capacidade do corpo para superar a doença, eliminando os fatores de causa e estimulando o esforço para curar, mas nunca interferir ou impedir a tentativa da natureza de se recuperar. Assim, a escola de pensamento que seguia os ensinamentos de Hipócrates, enfatizava o estudo da saúde do homem como uma unidade total integrada, relacionando-o ao seu meio ambiente. Dentro deste quadro deviam ser encontradas as causas da doença.

Todavia, outras escolas de pensamento continuaram a concentrar a atenção no processo da doença como uma entidade, ignorando o paciente. Desde então, a história da medicina tem sido ressaltada pelos proponentes de uma ou outra dessas escolas de pensamento. Através dos séculos vemos o conflito teórico esbravejando; o que é mais importante, o doente ou a doença? É verdadeiro afirmar que o conceito de Hipócrates tem sido mais respeitado, mas a filosofia adversária tem sido mais praticada.

A teoria e a prática osteopática estão de acordo com os conceitos de Hipócrates. O paciente é considerado e tratado como um todo. Fundamentada nesta tradição, a osteopatia é orientada para o paciente e não para a doença. Utilizou diagnósticos estruturais e terapia manipulativa como parte de sua filosofia e prática, e, portanto, como parte do cuidado total ao paciente, não se limitando apenas às condições dolorosas do sistema músculo-esquelético.

Em essência, o conceito original de osteopatia afirma que:

1. Dentro do corpo humano existe uma tendência constante em direção à saúde. Se esta capacidade for reconhecida, e se o tratamento levar em consideração a sua relevância, intensifica-se a prevenção e normalização dos processos da doença.
2. A estrutura do corpo está reciprocamente relacionada à sua função. Isto significa que qualquer modificação na estrutura alterará algum aspecto da função e, inversamente, qualquer alteração na função resultará em mudanças estruturais.
3. A saúde é a principal área a ser estudada quando se tenta compreender a doença.
4. O sistema músculo-esquelético, que inclui os ossos, ligamentos, músculos, fascia etc., forma uma estrutura que, quando perturbada, pode afetar a função de outras partes e sistemas do corpo. Isto pode ser o resultado de irritação ou reação anormal do nervo e/ou do fornecimento de sangue a estes outros órgãos ou partes.
5. O corpo está sujeito a distúrbios mecânicos, e portanto é suscetível de correção mecânica.

Estes conceitos serão examinados no capítulo que trata da teoria osteopática.

Existe uma crescente consciência do valor de um sistema músculo-esquelético integrado, mecanicamente saudável, para a saúde geral. As bases racionais científicas a este respeito tornam-se mais claras com a pesquisa. Clinicamente, entretanto, os osteopatas há muito perceberam os efeitos positivos da terapia manipulativa sobre a saúde. É necessário ter em mente os dois papéis essencialmente diferentes preenchidos pelos terapeutas osteopatas em seu trabalho. Um deles é proporcionar cuidado limitado a pacientes com dores nas articulações e entorses. O outro é o cuidado total da saúde de pacientes com qualquer uma dentre a infinidade de doenças que afligem a humanidade. Existe ainda um alcance maior do cuidado osteopático, em áreas nas quais nenhuma outra forma de cura oferece ajuda. Esta é a mais recente utilização dos princípios e métodos osteopáticos nas estruturas do crânio (ossos, membranas de tensão recíproca, variações de fluido etc.), especialmente em crianças. Isto será descrito no capítulo sobre osteopatia craniana. Tais métodos, quando aplicados com êxito em problemas como paralisia cerebral e espasticidade do recém-nascido, podem dar resultados quase milagrosos. Em sua utilização limitada (danos nas juntas, tensões posturais etc.), a osteopatia é um sistema muito eficiente para o tratamento das desordens músculo-esqueléticas.

Osteopatia comparada

Existe uma confusão na mente de médicos e do público em geral a respeito da diferença entre a osteopatia e outras formas de tratamento físico. Como outros sistemas utilizam métodos manipulativos em sua abordagem ao paciente, muitas vezes, mesmo os indivíduos aparentemente instruídos, presumem que na realidade não há muita diferença entre a osteopatia e, por exemplo, a fisioterapia ou quiroprática. Nada poderia estar mais longe da verdade e um rápido exame de alguns dos outros sistemas, com os quais a osteopatia é freqüentemente confundida, poderia ajudar a esclarecer as diferenças.

Quiroprática

A osteopatia e a quiroprática diferem em três importantes áreas, que são os aspectos filosóficos ou teóricos, a técnica e o treinamento. A osteopatia possui um ponto de vista filosófico básico a partir do qual desenvolveu o diagnóstico especializado e as medidas terapêuticas, inclusive a técnica osteopática manipulativa.

A quiroprática originalmente deu muita ênfase à idéia de que as articulações da coluna vertebral, quando deslocadas (subluxadas), poderiam chocar-se contra os nervos e assim provocar doença em qualquer outro lugar do corpo. Os quiropráticos tendiam a focalizar sua atenção na coluna vertebral e nas estruturas pélvicas, utilizando métodos radiográficos minuciosos em sua análise de subluxações. O tratamento era feito por meio de técnicas específicas de impulso de alta velocidade, muitas vezes utilizando um efeito de repercussão a partir de complexas camas de tratamento, com molas.

Através dos anos a quiroprática inclinou-se a ter mais interesse na disfunção das articulações, no que se refere a dor nas costas e no pescoço, em vez de fazê-lo no tratamento geral da saúde prejudicada. Um levantamento feito na Austrália, Canadá e Reino Unido mostrou que 90 por cento das pessoas que procuravam tratamento quiroprático eram pacientes com dores no pescoço e na parte inferior das costas. As técnicas quiropráticas também mudaram através dos anos, a ponto de muitos terapeutas utilizarem técnicas funcionais e de efeito, semelhantes às dos osteopatas. Do mesmo modo, muitos osteopatas incorporaram técnicas de impulso geralmente associadas à quiroprática.

Nos Estados Unidos, a osteopatia tornou-se um sistema alternativo reconhecido (por lei) para a medicina ortodoxa, empregando seus próprios métodos bem como os do sistema ortodoxo considerados úteis no tratamento de todas as formas de doença. A quiroprática é mais limitada em sua posição legal e no alcance de sua aplicação e métodos. Contudo, é verdadeiro afirmar que no tratamento das condições do pescoço e das costas, não há diferença entre os dois sistemas. O treinamento de um osteopata nos Estados Unidos dura sete anos e os diplomados recebem uma licença total. Um treinamento de quatro anos para alcançar um doutorado em quiroprática concede uma licença limitada (não são permitidas cirurgias, prescrição de drogas ou o direito de assinar atestados de óbitos etc.).

Historicamente as duas profissões se originam de raízes semelhantes, mas evoluíram até o ponto onde suas semelhanças estão apenas nas áreas relativamente estreitas da dor e da disfunção do pescoço e costas. Suas diferenças tornam-se bastante visíveis na consideração que fazem sobre o cuidado geral com a saúde.

Terapia Manipulativa

A terapia manipulativa tem sua origem na tradição da massagem terapêutica e na imobilização dos ossos. Embora empregando técnicas que se assemelham à quiroprática e à terapia osteopática manipulativa, os terapeutas manipulativos consideram seu trabalho dirigido à normalização física da articulação e da disfunção muscular, com o objetivo de melhorar a função mecânica. Não é feita nenhuma tentativa para relacionar os métodos com aspectos mais amplos da função do corpo ou da doença; na verdade tais idéias são totalmente desencorajadas pelos líderes desta profissão, que vê a si mesma como um sistema complementar da medicina, em contraste com a osteopatia que vê a si mesma como uma alternativa.

A maioria do trabalho destes terapeutas inclui a massagem, utilizando a manipulação apenas quando considerada absolutamente necessária. Não existem facilidades de treinamento em tempo integral para tais praticantes, que são, via de regra, fisioterapeutas ou massagistas levados a estes métodos. Alguns são habilidosos e competentes, mas sua visão estreita quanto ao valor e aplicação da manipulação, juntamente com sua abordagem limitada da disfunção física, os diferencia do terapeuta osteopático.

Bonesetters*

Ainda existem alguns *bonesetters,* principalmente em áreas rurais distantes. Com freqüência, são curadores talentosos continuando uma tradição de habilidades aprendidas e adquiridas, que remontam à pré-história.

Durante séculos, existiu na Inglaterra uma tradição de *bonesetters.* Muitos desses terapeutas, sem dúvida bastante habilidosos, não tiveram treinamento médico formal. No começo do século dezoito uma certa Mrs. Mapp conseguiu muitos adeptos e era consultada por muitos médicos.

Em 1867 Sir James Paget, um médico ilustre, advertiu seus companheiros: "Provavelmente poucos de vocês irão exercer a profissão sem ter um *bonesetter* como rival; e se ele conseguir a cura num caso em que vocês falharam, seu sucesso estará garantido e o de vocês, prejudicado".

A fama de Herbert Barker, um *bonesetter* não qualificado, foi tão grande que finalmente foi nomeado cavaleiro por seus serviços. Ele foi perseguido pela medicina ortodoxa e todo contato entre Barker e os médicos era proibido sob pena de expulsão da profissão; isto, a despeito da torrente contínua de seus casos bem-sucedidos. Em sua velhice, Barker demonstrou suas técnicas para um grupo de cirurgiões ortopedistas em Londres, um último reconhecimento de seu talento.

A manipulação, do modo como era praticada pelos *bonesetters,* era uma questão relativamente simples de tracionar ou pressionar articulações limitadas, para se conseguir facilidade de movimento. Algumas vezes era usada muita força e com freqüência provocava-se danos pelo uso de violência excessiva. A diferença entre tais métodos e sua total falta de qualquer uso coerente ou sistemático, os diferencia da osteopatia.

Massagem

A massagem tem uma longa história, mas somente a partir do

---

* Pessoa que "manipula" ossos sem ser médico diplomado. (N. T.)

século dezenove foi desenvolvida uma abordagem sistemática, por P. H. Ling, na Suécia. Fundou-se uma escola de ginástica médica e isto incentivou o uso da massagem "científica". Existem muitas variações; alguns métodos são terapêuticos, visando a restauração da função perdida durante cirurgias ou repouso forçado (acidentes, paralisia etc.) ou ainda devido à idade avançada; outros são utilizados para estimular a função em traumas de parto ou em pacientes prejudicados pela doença (pólio). As técnicas de massagem também são utilizadas para se obter relaxamento geral e melhora circulatória.

Os osteopatas utilizam técnicas especializadas para tecido mole que são superficialmente semelhantes à massagem. Ambas lidam com os tecidos moles. O osteopata está preparando a área para a manipulação subseqüente ou indiretamente lidando com problemas distantes da área que está sendo tratada. No Reino Unido, o osteopata treinado pode usar um sistema desenvolvido na Inglaterra, conhecido como técnica neuromuscular. Nos Estados Unidos foi desenvolvido, pela falecida Ida Rolf, um método semelhante para tecido mole profundo. Ambos têm algumas semelhanças com a técnica especializada alemã de massagem do tecido conjuntivo (*Bindesgewebsmassage*) que utiliza golpes profundos com os dedos e o polegar, para atingir efeitos locais e reflexos. O *rolfing* busca liberar tecidos profundos restritos e assim favorecer a reintegração postural e estrutural e a "liberação" psicológica de emoções associadas a padrões musculares estressados. A técnica neuromuscular, o *rolfing* e a massagem do tecido conjuntivo são métodos especializados para tecido mole, tendo pouco em comum com o que normalmente chamamos de massagem.

Fisioterapia

Na medicina ortodoxa, a ginástica terapêutica e o massagista de ontem foram substituídos pelo fisioterapeuta de hoje. Esta profissão é um complemento ao sistema de medicina dominante e combina diversas modalidades como exercício, massagem e manipulação. A tração e algumas formas de hidroterapia também fazem parte dos métodos fisioterapêuticos. Em outras palavras, tudo que pode ser proveitosamente empregado para tratar o corpo físico, para aumentar sua função ou diminuir sua disfunção, especialmente quando relacionado aos músculos e articulações, está associado à fisioterapia. Existem, é claro, outros aspectos reabilitadores e terapêuticos (tais como estimular a normalidade depois de trauma ou cirurgia e ajudar na função respiratória em asmáticos).

Entretanto, em geral, os fisioterapeutas lidam com o vasto número de doenças reumáticas de acordo com os métodos descritos. O uso que fazem da manipulação tende a se restringir a um limitado alcance de técnicas específicas que são aplicadas nas áreas do pescoço e da parte inferior das costas. As técnicas utilizadas geralmente empregam a ação direta, na qual as articulações são forçadas por meio de movimentos variados.

Os médicos e cirurgiões ortopedistas tendem a limitar sua esfera de interesse à mecânica e à patologia do sistema músculoesquelético. Esta é uma área ampla e vital, mas do ponto de vista osteopático ela é importante, não apenas em si mesma, mas devido às ramificações que a disfunção, em qualquer uma de suas partes, pode ter sobre a organização total do corpo e sobre os órgãos e funções específicos.

Como veremos no desenrolar da história e na prática atual da osteopatia, os métodos manipulativos e de diagnóstico especializado osteopático, mesmo sendo tão importantes para a ciência da osteopatia, sempre se reconheceu que o cuidado do homem "inteiro" exige a integração e utilização de todos os métodos e medidas que contribuem para o bem-estar. Isto ficou claro na carta do primeiro College of Osteopathy em 1892. Declarou-se, então, que o objetivo era "fundar uma escola de osteopatia cujo propósito é melhorar nosso atual sistema de cirurgia, obstetrícia e tratamento de doenças em geral, utilizá-lo em bases mais científicas e racionais e dar mais conhecimento à profissão médica". A parte essencial da medicina osteopática seria seu papel reformador. A história subseqüente e o sucesso da profissão, em especial em seu país de origem, é fascinante. Antes de nos referirmos a isto, porém, um homem de extraordinária visão merece nossa atenção: Andrew Taylor Still.

2. A ORIGEM DA OSTEOPATIA

Os métodos manipulativos, como parte do tratamento médico, remontam aos tempos antigos. Hipócrates escreveu sobre o seu valor. Os métodos manuais têm sido utilizados através da história da medicina, mas quase sempre visando a correção de problemas estruturais flagrantes tais como desvios ou deformações da coluna vertebral. Tais métodos eram empíricos e muitas vezes vigorosos, com um mínimo de fundamento lógico para aprovar seu uso. Até o final do século dezenove, podemos dizer o mesmo a respeito de grande parte da prática médica. Drogas e sangria eram os métodos mais usados para forçar uma aparência saudável ao corpo.

Alguns médicos reformadores enxergavam a insensatez de atacar o processo visível da doença, ou com mais freqüência os seus sintomas, em vez de se buscar e eliminar as causas. Entre eles estava o famoso médico holandês Hermann Boerhaave (1669-1738), e o grande médico e professor inglês, Thomas Sydenham. Eles salientaram a importância vital, na tradição de Hipócrates, de colocar o estudo do paciente na essência da medicina, em lugar de enfatizar o processo da doença.

Andrew Taylor Still

Numa época e cultura muito diferentes surgiu um homem que enfrentou os mesmos problemas e encontrou uma solução prática.

Andrew Taylor Still nasceu em 1828, na cidade de Jonesburgh, Virgínia. Seu pai, o reverendo Abram Still, da Igreja Metodista Episcopal, era pregador e médico de seu rebanho. Nessa época, esta era uma combinação comum em certas regiões pouco exploradas da América. Quando Andrew tinha seis anos de idade sua família mudou-se para o Tennessee, onde fez o curso primário. Três anos depois, Abram Still foi nomeado missionário metodista no Missouri do Norte, e novamente a família se mudou. Lá, Andrew freqüentou uma típica escola de interior. Durante esse período, Andrew mostrou um grande interesse pelo meio ambiente natural. Com a ajuda de seu pai, estudou e observou a natureza, descobrindo uma beleza e uma ordem muito grande no mundo, prejudicadas somente pela presença constante de doenças e morte. Espantava-se com os danos causados por doenças comuns naquela época, tais como varíola, cólera e meningite, e com os métodos pouco adequados da medicina para lidar com tais doenças.

Quando Andrew estava com dezesseis anos de idade, a família novamente se mudou, dessa vez para o Kansas, onde seu pai foi designado como missionário junto aos índios Shawnee. Aos dezoito anos Andrew Still casou-se; em 1857 foi eleito para a legislatura de Kansas onde apoiou a causa antiescravagista. Em 1859, sua esposa morreu deixando-o com três filhos pequenos, e em 1860 casou-se novamente. Seu treinamento médico iniciou-se quando estava apto a ajudar e a aprender com seu pai e outros médicos. Nessa época, eram poucas as escolas de medicina nos Estados Unidos e era hábito o método de treinamento com instrutores. Antes da guerra civil, ele freqüentou o "College of Physicians and Surgeons" em Kansas City, mas antes de terminar o curso alistou-se no exército. Durante a guerra civil serviu como cirurgião e foi promovido a major.

Após a guerra, continuou a pesquisar a natureza da saúde e da doença. Para ele, a prática e teoria em uso não eram adequadas e afirma em sua biografia: "Eu praticava a medicina e a vinha praticando durante muitos anos. Tratei de meus pacientes, assim como fizeram outros médicos. Alguns pacientes se curaram e outros morreram. Outros, velhos e jovens, ficaram doentes e novamente se curaram sem assistência de um médico". Ele estudou o corpo humano em detalhes, sua estrutura e o relacionamento entre estrutura e função e estava convencido que somente através da compreensão desse relacionamento se poderia atingir uma compreensão das disfunções do corpo, isto é, a doença.

Em 1864 uma epidemia de meningite atingiu a fronteira do Missouri. Centenas de pessoas morreram, incluindo seus três filhos. Sua impotência diante da tragédia levou-o a prosseguir suas pesquisas. "Até meu coração ter sido despedaçado e dilacerado pela dor e aflição", escreveu, "não percebi totalmente a ineficácia dos remédios.

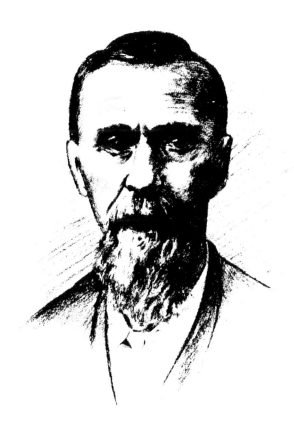

Andrew Taylor Still (1828-1917)
Fundador da Osteopatia

Alguns podem dizer que eu deveria sofrer para que surgisse algo bom, mas sinto que minha dor veio da ignorância flagrante da profissão médica".

Esta experiência cristalizou sua insatisfação com os métodos empíricos do tratamento médico da doença. Ele visava uma filosofia sobre a qual pudesse basear sua prática e que não se modificaria de acordo com cada nova tendência de doutrina ou experiência, mas que teria uma base científica. Isto, ele buscava numa época em que a ciência moderna e os métodos de pesquisa eram desconhecidos, e devotou-se à pesquisa e análise de todo conhecimento que estivesse disponível. Em 29 de agosto de 1874, foi registrado como médico praticante no condado de Macon, Missouri.

Logo após, anunciou os resultados de anos de pesquisas, enunciando três princípios fundamentais sobre os quais basearia a prática da medicina: (1) O corpo produz suas próprias substâncias curativas; (2) A saúde depende da integridade estrutural; (3) A estrutura viciosa é a causa fundamental da doença. Além destes princípios também criou um sistema de manipulação. Baseando sua filosofia de prática nestes princípios, continuou a correlacionar a terapia manipulativa com outros métodos então usados pelos médicos, tais como medicamentos e cirurgia. Em muitas ocasiões descobriu que o uso de métodos manipulativos tornava desnecessários os medicamentos e operações. Os conceitos e teorias foram comprovados em sua experiência clínica. Ele desenvolveu a arte da terapia manipulativa, baseado em seu conhecimento de anatomia humana, fisiologia e química e, acima de tudo, em sua recente descoberta do inter-relacionamento vital entre a estrutura do corpo e sua função.

Um caso antigo

Um antigo caso ilustra sua abordagem na época e mostra o conhecimento totalmente primitivo do modo como o corpo funciona, que predominava naquele tempo. A despeito deste obstáculo Andrew Taylor Still foi capaz de desenvolver e elaborar uma teoria e um sistema prático de terapêutica que funcionou na época, como funciona até hoje, porque reconheceu e se baseou nas leis naturais. Em sua autobiografia descreve o caso de uma criança com disenteria:

> Coloquei minha mão nas costas da criança, na região lombar, e senti que estava muito aquecida, até mesmo quente, enquanto que o abdômen estava frio. Meu único pensamento era ajudar... eu nem imaginava que estava para fazer uma descoberta que iria abençoar futuras gerações. Achei estranho que a região lombar estivesse tão quente e a barriga tão fria; o pescoço e a parte de trás de sua cabeça estavam muito quentes e o rosto, a testa e o nariz, frios. Comecei a pensar, pois sabia muito pouco a respeito de disenteria, além do fato de que matava velhos e jovens e que era pior no calor. Eu não sabia o que pensar sobre as doenças, pois todas as autoridades que encontrava não conseguiam tirar os olhos dos efeitos e voltá-los para a causa. Sabia que uma pessoa tem uma medula espinhal, mas conhecia pouco a respeito de sua função. Comecei a trabalhar na base do cérebro e imaginei que

pressionando e friccionando poderia levar um pouco do calor para os lugares frios. Enquanto fazia isto, encontrei na coluna da criança lugares rígidos e relaxados, enquanto a região lombar estava muito congestionada. Continuei o trabalho por mais alguns minutos e então disse à mãe da criança que me desse notícias no dia seguinte. Na manhã seguinte ela voltou para me dizer que a criança estava bem. Tive dezessete casos graves de disenteria em poucos dias e curei todos sem medicamentos.

Como veremos nos próximos capítulos, a manipulação da coluna é muito benéfica em diversas doenças infecciosas.

Na época em que o Dr. Still morava em Kirksville, Missouri, e sua fama se espalhava rapidamente, pacientes vindos de toda a América o procuravam. Descobriu que através de palpação cuidadosa, ou seja, examinar sentindo a superfície do corpo, podia determinar anormalidades e pela manipulação cuidadosa podia, com freqüência, recuperar a função normal. Em muitos casos descobriu que era capaz de conseguir resultados benéficos, onde anteriormente havia fracassado. Ele teve sucesso em casos de pneumonia, asma e muitas doenças agudas e crônicas. A osteopatia, para Still, significava o diagnóstico seguido de técnicas manuais específicas aplicadas espontaneamente até sentir-se as mudanças desejadas nos tecidos ou nas articulações nas quais estava trabalhando. Ele não utilizava a manipulação como tratamento de sintomas, mas considerava a si mesmo como um artífice do corpo vivo, restabelecendo ou estimulando seus poderes naturais de recuperação.

O caso da criança com disenteria é um exemplo de como a idéia evoluiu. Começando com a idéia de levar o calor de uma parte do corpo para outra, usou suas mãos na coluna da criança, percebeu anormalidades e começou a normalizá-las, com bons resultados. Através de tentativa e erro, descobriu que existiam mudanças anormais de estrutura em muitas condições e a partir deste princípio elementar nasceu uma nova ciência.

Os fatos não se alteraram, tais anormalidades ainda serão encontradas na maioria das colunas vertebrais. No entanto, sabemos melhor quais são as implicações fisiológicas e patológicas destas áreas. Elas costumavam ser chamadas de lesões osteopáticas e muitos médicos fizeram ataques mordazes, para não dizer histéricos, à simples idéia de sua existência. A atual terminologia osteopática classifica estas "lesões" como "áreas de disfunção somática", e posteriormente examinaremos mais detalhadamente o seu significado.

A dádiva de Still como manipulador habilidoso e curador está bem documentada. Houve um célebre caso no qual ele colocou no lugar um cotovelo deslocado minutos após quatro médicos terem falhado, embora o paciente estivesse anestesiado. Sua contribuição para a arte de curar foi oferecer uma alternativa à medicação pesada da medicina ortodoxa daquela época. Concebeu também as teorias básicas de sua nova abordagem, criou e desenvolveu a arte da manipulação sem nenhuma ajuda externa. Homem talentoso e dedicado, persistiu com teimosia em seu trabalho, a despeito da enorme oposição da ordem médica. Considerar sua contribuição é também perceber que o conhecimento médico, tal como o conhecemos atualmente, estava iniciando. A cirurgia antisséptica estava começando a ser introduzida por Lister, contra a oposição conservadora. Passaram-se vinte anos antes de se introduzir a radiografia e a semente da teoria de Pasteur havia sido plantada apenas dez anos antes. Foi nesta época de ignorância que Still criou um sistema prático de terapêutica estrutural que jamais foi invalidado por descobertas posteriores. Still enfatizou a importância do sistema músculo-esquelético como fator principal nos processos da doença; reconheceu a estrutura do corpo como fonte importante de desordens. Portanto, este foi um caminho fundamental para a aplicação de terapia destinada a ajudar as defesas naturais e restituir funções fisiológicas adaptáveis. O resultado desta percepção é separar o paciente de sua doença e finalmente reconhecer que somente ao se compreender a característica da saúde pode-se estudar e corrigir o processo da doença.

A fim de atender aos pedidos de alguns colegas médicos, Still treinou-os em suas teorias e técnicas; isto finalmente levou-o a fundar o primeiro Osteopathic College em Kirksville, em 1892. Ele baseou sua escola nos princípios fundamentais do conceito osteopático e incluiu em seus ensinamentos todos os métodos disponíveis que fossem úteis nos cuidados com pessoas enfermas. Em 1894, dezesseis homens e três mulheres se diplomaram nesta primeira Faculdade Osteopática.

A partir deste modesto princípio, o crescimento da profissão foi, contra todas as probabilidades, espantoso. Atualmente existem nos Estados Unidos doze escolas osteopáticas; algumas fazem parte do *campus* de universidades importantes e nelas são graduados anualmente alguns milhares de osteopatas, depois de um treinamento de sete anos que inclui treinamento médico ortodoxo completo, bem como as teorias e métodos osteopáticos especializados.

Os formandos gozam de todos os direitos e privilégios daqueles que se formam em faculdades de medicina. Mas, como veremos no próximo capítulo, isto não acontece em outros países, onde a osteopatia ainda precisa atingir seu verdadeiro potencial. O Dr. Still foi um individualista excêntrico que, até a idade de 89 anos, sobreviveu a uma tempestade de ofensas por parte da fraternidade médica. Quando o "velho médico" faleceu em 1917, existiam mais de cinco mil médicos osteopatas praticando a profissão nos Estados Unidos.

3. DESENVOLVIMENTO ATÉ OS DIAS ATUAIS

A partir do modesto começo nos últimos anos do século dezenove até o momento presente, houve um crescimento dinâmico na osteopatia em todas as suas esferas — educação, pesquisa e prática. Atualmente nos Estados Unidos existem 20.000 médicos osteopatas formados exercendo a profissão. Seu treinamento é, sob todos os aspectos, igual ao recebido por estudantes de medicina, no que diz respeito ao conteúdo, qualidade e condições.

A ênfase das faculdades osteopáticas tem sido, através dos anos, criar terapeutas osteopatas que possam exercer uma medicina abrangente, utilizando métodos ortodoxos, bem como a abordagem osteopática singular. Isto resultou em um número de médicos osteopatas indistinguíveis dos médicos ortodoxos, e muitos acharam mais fácil praticar medicina "pura" em vez de empregar os métodos associados à osteopatia.

Como resultado desta tendência, um grupo de terapeutas dedicado à preservação e difusão dos princípios essenciais da osteopatia formou em 1937 a Academy of Applied Osteopathy. Esta organização, através de seus esforços, foi responsável pelo ressurgimento do interesse, entre as novas gerações de práticos, pelos métodos e pela filosofia dos pioneiros da osteopatia. Os Anuários da Academia oferecem um tesouro de informação e inspiração para a profissão.

Contudo, não se deve pensar que a profissão osteopática permaneceu submissa aos pronunciamentos do Dr. Still. Na verdade, já em 1918, o Dr. Michael Lane D. O. escreveu: "Muitos osteopatas, embora venerando o fundador do novo sistema, parecem achar que, pelo fato de Still estar certo em seus princípios gerais sobre doença e sua terapia, não poderia estar errado em qualquer coisa que dissesse sobre o corpo e seu trabalho na saúde e na doença. Mas tais osteopatas são insensatos e de visão curta. Se o Dr. Still estivesse certo em todas as suas teorias, não seria humano".

No Reino Unido, onde a osteopatia teve uma história muito diferente da dos Estados Unidos, escritores e professores tentaram continuar nos fundamentos da doutrina de Still embora cientes de suas deficiências. Em 1954, o ilustre osteopata britânico S. Webster-Jones, descrevendo em uma conferência o caso da criança com disenteria que Still tratou, disse: "Seria apenas muito fácil ridicularizar a abordagem de Still neste caso, e sua idéia de levar o calor de uma parte do corpo para outra. Embora vocês possam duvidar das idéias de Still sobre fisiologia, dieta, diagnóstico médico, na realidade elas o reconduziram ao seu paciente como um todo, para buscar em seu corpo a causa da doença e tentar eliminá-la. Elas o afastaram do estudo excessivo da patologia local e preocupação com doenças locais e sistêmicas que levou a medicina ortodoxa à superespecialização, que faz com que freqüentemente o paciente seja esquecido no estudo da doença".

Faculdades Osteopáticas nos Estados Unidos

Nos Estados Unidos todos os estados licenciam os formandos das doze Faculdades, e estes têm liberdade para praticar medicina após o treinamento de sete anos. As doze Faculdades são:
Chicago College of Osteopathic Medicine.
College of Osteopathic Medicine and Surgery, Des Moines, Iowa.
Kansas City College of Osteopathic Medicine.
Kirksville College of Osteopathic Medicine.
Michigan State University College of Osteopathic Medicine.
Ohio University College of Osteopathic Medicine.
Oklahoma College of Osteopathic Medicine and Surgery.
Philadelphia College of Osteopathic Medicine.
Texas College of Osteopathic Medicine.
West Virginia School of Osteopathic Medicine.
New York College of Osteopathic Medicine.
New Jersey School of Osteopathic Medicine.

Novas faculdades estão em processo de desenvolvimento no Maine e na Califórnia. Como os nomes indicam, existem muitas faculdades osteopáticas que fazem parte dos *campi* de importantes Universidades. Também podemos ver que muitas ensinam cirurgia como parte integral do treinamento osteopático.

Existe nos Estados Unidos uma variedade de grupos de especialidades, incluindo Anestesia, Prática Geral, Medicina Interna, Neurologia e Psiquiatria, Medicina Nuclear, Obstetrícia e Ginecologia, Oftalmologia e Otorrinolaringologia, Patologia, Pediatria, Proctologia, Radiologia, Medicina de Reabilitação, Cirurgia etc. Em todos estes campos de especialização, existem médicos qualificados abordando suas áreas individuais de doença ou disfunção, a partir de um ponto de vista osteopático. O aumento do número de terapeutas e de faculdades foi igualado pelo desenvolvimento de hospitais osteopáticos, que são centenas nos Estados Unidos.

Com um número cada vez maior de formandos, as qualificações acadêmicas mais elevadas e o constante apoio da Academy of Applied Osteopathy para lembrá-los de sua herança única, os pupilos do "Velho Médico" parecem ter se estabelecido no país onde nasceu a osteopatia.

A situação no Reino Unido

No Reino Unido os osteopatas praticam de acordo com a lei comum. Não existe legislação governando o direito de praticar ou o alcance da prática. Qualquer pessoa com ou sem treinamento pode iniciar a prática ou intitular-se osteopata e usar as iniciais D. O. (que no Reino Unido significa Diploma de Osteopatia). Existem três faculdades que oferecem cursos de osteopatia no Reino Unido, com duração de quatro anos em tempo integral. Lá, cirurgia ou farmacologia não são matérias ensinadas aos estudantes (no Reino Unido existe uma abordagem mais limitada aos problemas de saúde do paciente do que nos Estados Unidos).

As faculdades britânicas são (por ordem de importância):

The British School of Osteopathy, cujos formandos se intitulam "Osteopatas Registrados" e usam as iniciais M.R.O.

The British College of Osteopathy and Naturopathy, cujos formandos se intitulam "Naturopatas e Osteopatas Registrados" e usam as iniciais M.B.N.O.A.

Ecole Européene d'Osteopathic, cujos formandos se intitulam "Membros da Sociedade de Osteopatas" e usam as iniciais M.S.O.

Ao lado destas faculdades, todas com permissão sem restrições por parte das autoridades locais, existem numerosas faculdades e escolas que oferecem cursos de meio período e por correspondência.

Existe também a London School of Osteopathy que oferece um

curso de pós-graduação de um ano, para médicos práticos qualificados.

A rivalidade e falta de cooperação que existia entre os diversos grupos osteopáticos no Reino Unido até muito recentemente, seria cômica se não fosse tão triste. Dos terapeutas osteopatas, estimados em três mil no Reino Unido, não chega a seiscentos o número de formandos em faculdades de tempo integral. O restante pode ter tido algum ou nenhum treinamento e embora alguns destes terapeutas sejam habilidosos, manifestamente não possuem conhecimento prático de anatomia e fisiologia como os terapeutas treinados mais adequadamente.

Uma outra área de discórdia é o rígido código de ética exigido pelas associações que governam os formandos das faculdades de tempo integral. Uma de suas regras é a proibição de qualquer tipo de publicidade. Os osteopatas menos qualificados, que não são aceitos como membros das três importantes organizações (cujos membros são identificados pelas letras M.R.O., M.B.N.O.A., ou M.S.O.), podem, e fazem publicidade. O College of Osteopathy, que oferece treinamento de cinco anos em meio período, também proíbe seus formandos (M.C.D.) de fazerem publicidade. Sendo em número menor do que seus colegas menos qualificados, poderia se esperar que os osteopatas de treinamento completo tivessem por objetivo um grau de unidade a fim de tentar persuadir o governo a legislar a triste situação da profissão. Em vez disso, durante muitos anos, existiu uma hostilidade aberta entre as três organizações, que não perdiam a oportunidade de difamar umas às outras. A força das circunstâncias levou-as a discutir um grau de cooperação no sentido de se unirem, em face aos diversos desenvolvimentos legislativos. Um deles inclui o controle rígido sobre o uso de equipamento de raios-X, num esforço para minimizar a exposição à radiação. Mesmo sendo uma coisa muito boa, foi necessário que os osteopatas tentassem assegurar que seus interesses fossem levados em conta na formulação das leis propostas. Obviamente as despesas com informações legais e um agente parlamentar são melhor divididas, em vez de duplicadas pelas partes interessadas.

A perspectiva deste tipo de cooperação levou a uma discussão mais ampla entre as três principais organizações osteopáticas e através de tais conversações talvez surjam futuras abordagens conjuntas junto ao governo. O fluxo de novos praticantes, parcialmente treinados ou sem treino, também chamou a atenção dos terapeutas de treinamento total e de seus representantes. Uma frente unida é o único caminho pelo qual os órgãos governamentais serão persuadidos a colocarem ordem no atual estado desorganizado das coisas. Houve duas importantes tentativas neste sentido. A primeira, em 1935, foi iniciada na Câmara dos Lordes, que designou um comitê escolhido para examinar toda a questão do reconhecimento da osteopatia. Naquela época ficou decidido que as instituições educacionais e a profissão como um todo eram muito desorganizadas para justificarem registro. Havia simpatia pela causa, mas a profissão foi virtualmente advertida para colocar sua casa em ordem. Na medida do possível, isto foi feito. Se as três faculdades de tempo integral e as organizações associadas se juntassem e procurassem obter o registro, provavelmente conseguiriam. Entretanto, o problema continuaria sendo o que fazer com os 2.000 praticantes que não estavam dentro da categoria dos que tiveram treinamento de quatro anos em tempo integral. Isto, e a rivalidade entre as três organizações, foi a principal razão do fracasso da segunda tentativa pela legislação. Em 1976, Joyce Butler M.P. apresentou ao Parlamento um projeto de lei de acordo com o regulamento dos Dez Minutos. Em seu discurso à Câmara ela afirmou (do relatório de Hansard, 7 de abril de 1976):

> Existe um interesse crescente, entre o público em geral e mesmo dentro da profissão médica, nos diversos procedimentos médicos menos ortodoxos, dos quais a osteopatia ou tratamento pela manipulação é provavelmente o mais conhecido. O interesse com freqüência vem da experiência prática do sucesso de tal tratamento quando os métodos mais comuns fracassaram. Um pouco deste interesse é sem dúvida uma reação contra a terapia com drogas excessivas e uma busca por métodos de tratamento mais naturais.

Ela concluiu dizendo:

> Com o crescimento do interesse público neste tipo de tratamento, é importante que este seja executado por terapeutas experimentados e adequadamente treinados e que o público seja protegido dos que praticam suas habilidades baseados em cursos rápidos feitos em casa ou coisa parecida, ou de pessoas que talvez coloquem nas paredes diplomas bonitos mas sem valor. Existem neste país duas faculdades para o treinamento de osteopatas, a British College of Naturopathy and Osteopathy e a British School of Osteopathy. Ambas possuem um curso de quatro anos em tempo integral e rígidos requisitos para admissão; ambas são reconhecidas pela Inner London Education Authority e outros. Existe também o London College of Osteopathy, que oferece um curso de um ano de treinamento para médicos. Estas faculdades têm seu próprio registro particular de médicos, que os futuros pacientes podem consultar.
> O projeto de lei que estou procurando introduzir propõe que de-

veria existir um registro legal de todos os osteopatas que fizeram tais cursos reconhecidos por um período exigido. O projeto de lei estabelecerá isto em maiores detalhes e será, acredito, uma importante contribuição para a situação legal e expansão de uma profissão muito importante. Ao mesmo tempo, dará uma proteção adicional ao público. As pessoas terão certeza de que o terapeuta que estão consultando é altamente qualificado se seu nome constar no registro. É uma medida simples e limitada que eu espero que a Câmara aprove.

Pelo fato de as organizações osteopáticas não concordarem com a legislação proposta, ou por não promoverem qualquer política comum, o projeto de lei foi retirado, embora tenha sido feita uma primeira leitura. Os resultados positivos desta tentativa incluem o fato de que não havia oposição futura ao projeto de lei dentro ou fora do Parlamento. Um editorial no *General Practitioner* questionou se o projeto de lei foi longe o suficiente, afirmando que um registro, sem legislação proibindo osteopatas não qualificados de praticarem, seria insuficiente. O movimento pelo registro continuará quando os profissionais se reunirem para apresentar uma reivindicação válida e unida.

A prática da osteopatia no Reino Unido é geralmente feita dentro de uma esfera mais limitada da que é praticada nos Estados Unidos. A maioria dos pacientes que procuram os osteopatas britânicos sofrem de condições músculo-esqueléticas óbvias (músculos, articulações, ligamentos etc.) que com freqüência afetam a coluna vertebral. Recentemente a atitude da medicina ortodoxa mudou dramaticamente. Não é mais uma ofensa punível, para um M.D., cooperar com um osteopata ou recomendar o tratamento osteopático, após decisão do Ethical Committee do General Medical Council. Radiologistas podem escolher livremente tirar ou não radiografias para pacientes de osteopatas. Existem agora osteopatas trabalhando lado a lado com médicos, nas mesmas instituições.

Tudo isto teria sido impossível até 1970. O reconhecimento público do valor do tratamento osteopático resultou num aumento incrível do número de pacientes procurando sua ajuda. Muitos terapeutas acreditam que o cuidado osteopático deveria estar disponível através do National Health Service e se isto pudesse ser feito ajudaria muito aos terapeutas em geral e hospitais. Contudo, uma vez que a maioria dos osteopatas já estão sobrecarregados, é difícil saber como se sairão. A economia de tempo perdido para a indústria seria enorme; muitas fábricas e empresas já encaminham seus trabalhadores para osteopatas e pagam alegremente seus honorários sabendo que, deste modo, o trabalhador estará apto a retornar ao trabalho semanas antes. Muitas pessoas não podem pagar o tratamento, mas se moram em Londres podem procurar uma das clínicas associadas às faculdades mais importantes, onde o tratamento é possível por um baixo custo.

O cuidado osteopático é mais do que a correção de problemas de articulações; é também um sistema de medicina preventiva. Ao normalizar disfunções da coluna e das articulações antes que provoquem sintomas óbvios, pode-se evitar muitos problemas potenciais.

Assim, muitas pessoas procuram osteopatas para um tratamento regular de manutenção e isto inclui assistência às crianças durante os anos vitais de formação.

4. OS PRINCÍPIOS DA OSTEOPATIA

A prática da medicina e da osteopatia é uma arte ou uma habilidade na aplicação de regras e métodos definidos. Tais regras podem ou não estar baseadas na interpretação lógica e precisa dos fatos. Se uma arte se baseia na interpretação lógica dos fatos, que são compreendidos e podem ser demonstrados, então é apropriado o uso da palavra "ciência" para estes métodos. A osteopatia é evidentemente uma arte. O valor clínico e prático do método osteopático está bem demonstrado, mas até agora as evidências de pesquisas ou de experiências clínicas controladas são insuficientes para fornecer prova indiscutível quanto à validade das teorias que a fundamentam. Isto de modo algum invalida a abordagem osteopática.

Mesmo que os princípios osteopáticos não possam ser cientificamente comprovados, no mínimo eles ampliam a visão do médico e o ajudam a examinar o quadro total do paciente e seu meio ambiente, que é onde a habilidade do médico precisa ser utilizada, em vez de simplesmente atacar sintomas. Foram feitas muitas pesquisas que confirmam os princípios osteopáticos e estas serão discutidas no capítulo sobre pesquisa. O objetivo deste capítulo é apresentar as crenças básicas que fundamentam a prática da osteopatia.

As premissas básicas

As premissas básicas incluem:

1. Que o corpo humano é uma unidade integrada na qual estrutura e função são recíproca e mutuamente interdependentes.
2. Que através de mecanismos e sistemas complexos o corpo humano é auto-regulador e autocurador frente a desafios e doenças (isto é conhecido como homeostase).
3. Que o melhor funcionamento dos sistemas do corpo depende do livre fluxo de sangue e impulsos nervosos.
4. Que o sistema músculo-esquelético abrange um importante sistema do corpo e que sua importância vai bem além da de proporcionar uma estrutura de apoio.
5. Que existem componentes da doença dentro da estrutura do sistema músculo-esquelético que não são apenas as manifestações de processos doentios, mas que são, muitas vezes, fatores importantes que contribuem e mantêm os processos da doença. Eles podem estar próximos ou distantes de tais processos e geralmente são receptivos ao tratamento adequado.

O reconhecimento da importância do sistema músculo-esquelético na organização global do corpo, sua predisposição à disfunção e as repercussões de tais alterações e, finalmente, o reconhecimento da habilidade da terapia para normalizar tal disfunção através de um ou mais dos diversos métodos manipulativos, representa a essência da individualidade da osteopatia.

O corpo é funcional. A estrutura é a manifestação da função, pois uma estrutura que não permite função é inútil. Se a estrutura se altera, assim fará a função. Num mecanismo auto-regulador, como o corpo humano, surgem uma adaptação e uma compensação a tais mudanças estruturais, mas sempre às custas do funcionamento bom ou perfeito. Tais alterações na função podem permanecer dentro de limites aceitáveis, mas, como veremos, se estas mudanças ocorrem em áreas vitais da coluna podem surgir efeitos de grande extensão, distantes da área da disfunção. Não devemos pensar em estrutura e função como entidades separadas, pois uma é inconcebível sem a outra. O sistema músculo-esquelético compreende aproximadamente cerca de 60 por cento da estrutura do corpo humano e consome a maior parte de sua energia. Ele foi chamado de "mecanismo primário de vida" pelo Professor Irvin Korr[1], que salienta que nossa personalidade e individualidade são demonstradas atra-

---

1. *The Sympathetic Nervous System as Mediator Between Somatic and Supportive Structures.* Conferência no Postgraduate Institute of Osteopathic Medicine, 1970 (Nova York).

vés do sistema músculo-esquelético. Os órgãos do corpo podem ser vistos como um mecanismo secundário, de apoio, que fornece energia para atender as exigências do sistema músculo-esquelético. Ele é mais do que apenas uma estrutura que sustenta e contém as vísceras do corpo, é o seu principal componente dinâmico.

Todos os sistemas de cura reconhecem que existe dentro do corpo uma capacidade inerente de adaptação e recuperação do *stress* e das exigências que lhe são impostas. Existem muitos mecanismos agindo para este fim. A palavra homeostase é freqüentemente usada para descrever a complexa interação de sistemas e processos envolvidos na preservação da saúde. Os sistemas hormonal, circulatório, linfático, nervoso e músculo-esquelético interagem para a preservação e recuperação da saúde.

O professor Korr destaca-se como o principal pesquisador científico do conceito osteopático. Ele criou a frase "Componente somático da doença" para conceituar a entidade física que anteriormente havia sido chamada de lesão osteopática. O sistema músculo-esquelético pode se envolver de diversas maneiras nos processos da doença. Como veremos, a principal área através da qual o sistema músculo-esquelético influencia o corpo, na saúde e na doença, é o sistema nervoso. O corpo do paciente reage, através do sistema nervoso, a estímulos de suas incontáveis fontes internas e externas. As respostas são transmitidas pelo sistema nervoso. A partir do ponto de vista neurológico, a terapia manipulativa osteopática está tentando devolver a função a áreas do sistema músculo-esquelético que estão reagindo a estímulos aumentados ou anormais e alterando impulsos nervosos de e para as diversas estruturas e órgãos do corpo. Não existe parte do corpo que não esteja inter-relacionada com alguma outra parte, através do sistema nervoso.

Um recente desenvolvimento em pesquisa neurológica mostrou que os nervos não apenas levam mensagens, mas na verdade possuem funcionamento trófico. Isto significa que as substâncias são transportadas pelas fibras nervosas, em ambas as direções, a velocidades variáveis. A maior parte destas substâncias são proteínas e algumas são gorduras. Muitas doenças degenerativas se manifestariam como resultado de anormalidades na condução destas substâncias vitais ao longo dos nervos. Durante muito tempo pensou-se no sistema nervoso simplesmente como uma rede através da qual os impulsos e mensagens são conduzidos. As implicações dos tecidos nervosos agindo como um meio de transporte para substâncias celulares essenciais são muito mais amplas.

Respiração correta

De modo mais direto, a disfunção do sistema músculo-esquelético

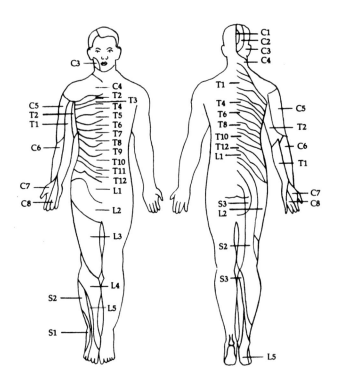

C = Cervical
T = Torácico
L = Lombar
S = Sacral

Distribuição dos Nervos Segmentários
por exemplo, se as raízes do primeiro nervo sacral estiverem comprimidas, a dor é sentida na parte externa do pé (as áreas indicadas estão abrangidas pelos nervos da coluna indicados por letra e número).

pode interferir na função respiratória e circulatória. Poucas pessoas percebem a importância da respiração correta. Esta função é responsável não somente por fornecer oxigênio ao corpo como também é um importante meio de eliminação de catabolitos. O efeito da respiração na circulação de sangue e linfa (através das glândulas) é profundo; os pulmões se dilatam e contraem, o diafragma sobe e desce, alterando deste modo a pressão relativa entre as áreas torácica e pélvica. Este movimento de bombear é fundamental para o sangue venoso voltar eficazmente ao coração para reoxigenação. O coração bombeia o sangue para as pernas, mas para que este retorne, os músculos das extremidades inferiores precisam estar em uso, produzindo a chamada ação de bombeamento muscular, pela qual os músculos se contraem e pressionam o sangue ao longo das veias (que possuem válvulas que impedem seu retorno), e assim tornam possível que o sangue alcance a pélvis, onde opera a bomba diafragmática. Se houver disfunção na coluna afetando a respiração normal, a eficiência da circulação sanguínea e linfática ficará prejudicada. Portanto, é possível avaliar de que modo tais condições, como veias varicosas e hemorróidas, podem ser melhoradas pela correção da mecânica do corpo.

Se a estrutura não é normal, não pode funcionar normalmente e as conseqüências podem ser de grande extensão. Goldthwait[2] afirma, em crítica à profissão médica, da qual foi um membro respeitado:

> Não somente se presta pouca atenção às diferenças na estrutura, como praticamente nenhuma consideração é dedicada ao que acontece à função de diversos órgãos, cuja posição inadequada é facilmente demonstrável. A maioria das doenças crônicas não terá algo a ver com o funcionamento imperfeito de órgãos deslocados ou mal localizados? Tais anomalias que resultam em secreções imperfeitas, a princípio puramente funcionais não poderiam, uma vez prolongadas, causar a presente patologia? Parece uma questão de bom-senso esperar saúde num corpo equilibrado, com todos os órgãos em sua posição correta e os músculos em equilíbrio adequado!

Korr[3] descreve o modo mais freqüente pelo qual o sistema músculo-esquelético fica comprometido pela falta de harmonia:

> O sistema músculo-esquelético do homem é uma adaptação incompleta e imperfeita — e com certeza instável — de uma base quadrúpede para uma postura e locomoção bípedes. Os elementos de uma ponte perfeita, formada por pilares, têm sido revistos e modificados por

---

2. *Essentials of Body Mechanics,* Goldthwait, Brown, Swain e Kuhns (J. B. Lippencott and Co.).
3. *The Collected Papers of Irvin M. Korr.* Publicado pela Academy of Applied Osteopathy, 1979 (publicado inicialmente no *Journal of the American Osteopathic Association,* Vol. 54, 1955).

processos evolutivos para construir um arranha-céu não tão apropriado. Não há dúvida de que a gravidade é muito mais exigente com os recursos do homem que com outras espécies mamíferas. Como conseqüência, tensões posturais localizadas, assimetrias, tensões miofasciais (tecido mole), irritações, alterações articulares e periarticulares (juntas) têm uma incidência particularmente elevada no homem; a probabilidade de sua presença é sempre alta e aumenta com o tempo. Assim, no homem, a gravidade tornou-se um fator ambiental de grande importância.

Korr reconhece que a disfunção pode resultar de lesão, mas acredita que a principal causa é o resultado da adaptação do corpo à postura ereta. Hábitos individuais, fatores herdados, atitudes, ocupações, o desenvolvimento de assimetrias e defeitos inatos contribuem para este quadro, assim como obesidade e gravidez. Igualmente salienta que tais sintomas e sinais como dor, sensibilidade e rigidez muscular nas áreas da coluna, muitas vezes podem ser resultado de outros tecidos ou órgãos doentes ou sob tensão, afetando o tecido raquidiano através do sistema nervoso. Ele afirma: "Pela reciprocidade de influências entre os tecidos visceral e somático (órgãos e corpo) através do sistema nervoso central, a patologia visceral (órgãos) causa distúrbios nas estruturas músculo-esqueléticas. Este fato é reconhecido no conceito da lesão osteopática reflexa, secundária e na rigidez muscular associada a síndromes viscerais dolorosas (órgãos internos)".

A medula espinhal

A medula espinhal é a maior fonte de origem de nervos para o corpo. Cada órgão e tecido recebe alguma inervação que se origina na medula espinhal. A medula é também o lugar de acesso ou recepção de informação dos órgãos e tecidos do corpo. Os impulsos trazendo informações aos centros mais elevados e ao cérebro passam através dela, e muitas vezes são "filtrados", organizados e transmitidos pelos tecidos, na medula espinhal. Tudo que está acontecendo com o corpo é constantemente controlado e monitorizado através deste caminho vital. Muitas funções automáticas, assim como ordens conscientes são transportadas ou recodificadas e executadas pela medula. No que diz respeito ao sistema músculo-esquelético, Korr explica[4]:

---

4. "Spinal Cord as Organizer of Disease Process, 1976, *Anuário* da Academy of Applied Osteopathy.

A medula espinhal é o teclado no qual o cérebro toca quando a atividade é solicitada. Cada "tecla" produz não apenas um "tom" individual, como a contração de um determinado grupo de fibras musculares, mas uma "melodia" de atividade e até mesmo uma "sinfonia" de movimentos. Em outras palavras, há na medula um vasto repertório de padrões de atividade, cada qual envolvendo uma orquestração complexa, harmoniosa, delicadamente equilibrada, de contrações e relaxamento de muitos músculos. O cérebro não pensa em termos de músculos individuais mas sim de movimentos globais. Ele solicita seletivamente os padrões pré-programados da medula e do pedúnculo cerebral, modificando-os de inúmeras maneiras e combinando-os a uma variedade infinita de padrões ainda mais complexos. Cada atividade está sujeita a uma modulação e ajuste sutis, pelo contínuo *feedback* que flui dos músculos, tendões e juntas.

Uma vez que a medula encontra-se alojada em uma estrutura, a coluna vertebral, comumente em estado evidente de disfunção, não é difícil encontrar a harmonia perfeita, como descrita por Korr, transformada em desarmonia e desorganização. Os reflexos da disfunção das articulações na coluna podem estar próximos ou distantes. Além do desconforto local ou dor, podem ocorrer alterações na função dos nervos, seus impulsos e funções tróficas. Quer os impulsos que chegam à medula sejam dos tecidos do corpo tais como músculos, ligamentos, articulações etc. (impulsos somáticos), ou de órgãos como fígado, baço etc. (impulsos viscerais), quer se originem no cérebro ou dentro do próprio sistema nervoso, tais mudanças podem se manifestar nos tecidos da coluna vertebral. As células nervosas em uma área de disfunção podem ficar superexcitadas e isto origina uma reação excessiva aos estímulos. Os impulsos que normalmente provocariam uma pequena reação podem suscitar uma resposta maior com relação à atividade local ou à rápida transmissão de mensagens. É como se o "teclado" da coluna, devido à disfunção, estivesse tocando uma nota num tom muito mais alto do que o esperado. Como conseqüência, ocorre a desarmonia. A superexcitabilidade de áreas específicas, como resultado da disfunção somática, é conhecida como facilitação. O professor Michael Patterson explica[5]:

> Um dos conceitos mais importantes da filosofia e da prática osteopática é o do segmento facilitado. Descrito em pesquisas durante os últimos trinta anos, o conceito do segmento facilitado afirma que devido às vias aferentes anormais ou entradas sensitivas em uma área específica da medula espinhal, esta área é mantida num estado constan-

---

5. "A model Mechanism for Spinal Segmental Facilitation", pelo Professor Michael Patterson, 1976, *Anuário* da Academy of Applied Osteopathy.

te de excitação aumentada. Esta facilitação permite que estímulos normalmente ineficazes ou subliminares se tornem eficazes e gerem respostas eferentes do segmento facilitado, fazendo com que os órgãos viscerais e esqueléticos inervados por este segmento continuem num estado de superatividade. É provável que a "lesão osteopática" ou disfunção somática com a qual um segmento facilitado está associado, seja o resultado direto da atividade segmentar anormal, sendo em parte responsável pela facilitação. Embora os efeitos do segmento facilitado sobre as diversas funções esqueléticas e viscerais estejam bem documentados, pouco se compreende a respeito da origem e da manutenção da facilitação na coluna. A questão sobre a razão de alguns traumas provocarem a facilitação, enquanto outros não a provocam, permanece sem resposta.

O professor Irvin Korr é o pesquisador cujo trabalho levou à descrição do fenômeno do segmento facilitado e suas implicações. Em 1955, escreveu[6]:

A facilitação das vias sensoriais nos segmentos lesados significa que neles existe um acesso mais fácil ao sistema nervoso — incluindo os centros mais elevados — por meio destes segmentos. O segmento lesado é aquele através do qual as alterações ambientais — em especial os estímulos dolorosos ou nocivos — adquirem um impacto exagerado no homem.

A facilitação das vias motoras leva a tensões musculares constantes, respostas exageradas, assimetrias posturais e locomoção dolorosa e limitada. Uma vez que os músculos possuem uma rica inervação sensorial e motora, sob estas condições podem se tornar, juntamente com os tendões, ligamentos, cápsulas articulares etc., fontes de correntes de impulsos desequilibrados e relativamente intensos.

Os efeitos fisiopatológicos da facilitação nas vias simpáticas locais dependem das estruturas inervadas por estas vias, isto é, qual víscera? quais vasos sanguíneos? quais glândulas?

São profundas as implicações de uma ou diversas áreas da coluna, que fazem com que os diversos aspectos do sistema nervoso se comportem de maneira exagerada. Desse modo temos um importante, talvez o mais importante, mecanismo de coordenação e organização do corpo, responsável pela defesa e manutenção da vida, comportando-se de modo anormal. Esta parte do sistema nervoso, conhecida como sistema nervoso simpático, normalmente tem um papel vital na organização das funções de adaptação e proteção do corpo. Quando há reação excessiva, existe a probabilidade de danos

---

6. "A model Mechanism for Spinal Segmental Facilitation pelo Professor Michael Patterson", 1976, *Anuário* da Academy of Applied Osteopathy.

nos órgãos envolvidos e alteração na organização total do corpo; se isto resultará em doença ou não, dependerá também dos recursos do indivíduo. Fatores como tendências herdadas, equilíbrio psicológico e nutricional etc. determinam até certo ponto quais as reservas fisiológicas que o indivíduo possui. O segmento facilitado e os danos que provoca podem ser o fator decisivo que limita a capacidade do corpo em se manter numa condição saudável.

O trabalho de homens como o professor Korr explica em termos científicos o que significam, na prática, os preceitos da osteopatia: como estrutura e função se inter-relacionam, como o sistema músculo-esquelético pode influenciar o bem-estar do corpo como um todo e as implicações da terapia manipulativa na recuperação da saúde. Através da manipulação as áreas de disfunção são diagnosticadas, avaliadas e tratadas. Mesmo quando o tratamento se destina a atenuar os sintomas, como dor de cabeça ou pescoço rígido, o resultado será a normalização das funções fisiológicas pela redução da disfunção na coluna. Assim, podemos dizer que a manipulação osteopática é um sistema e não um método. Como vimos neste capítulo, ela não pode ser compreendida ou avaliada adequadamente fora do contexto dos conceitos de saúde e doença, dos quais se origina.

5. DIAGNÓSTICO

O diagnóstico da disfunção somática (função alterada ou prejudicada de elementos relacionados da estrutura do corpo) é um procedimento relativamente simples quando o grau de desvio do normal é acentuado. Quando, porém, há apenas um ligeiro desvio, o diagnóstico se torna mais difícil. Existem diversos métodos de diagnóstico para a avaliação da disfunção somática e as indicações para que seja feito se enquadram nas seguintes categorias:
1. Alterações na simetria.
2. Limitação na mobilidade.
3. Alterações na textura tissular.

Os testes feitos para avaliar estas alterações geralmente se classificam em cinco etapas:
1. *Impressão geral.* É um quadro, visual ou palpatório (sentir com as mãos o corpo todo ou partes dele), das assimetrias globais e quaisquer anormalidades óbvias na estrutura ou função. Outras disciplinas (medicina física, ortopédica etc.) utilizam testes semelhantes. Antes de emitir sua opinião, os osteopatas tendem a usar suas habilidades palpatórias para focalizarem possíveis áreas com problemas.
2. *Teste de movimento.* É utilizada uma variedade de testes para verificar o movimento ou a falta deste, em regiões de atividade articular (por exemplo, a parte inferior das costas). Estes métodos

47

não estão restritos aos osteopatas, pois também são utilizados na clínica médica. Fatores como facilidade, extensão e continuidade de movimentos, grau de desconforto ou dor ocasionados por movimento, são avaliados através de movimentos ativos (o paciente se movimenta), passivos (o terapeuta movimenta o paciente) ou de resistência, enquanto a área é apalpada e "visualizada". As limitações nos movimentos são observadas meticulosamente. Tais restrições incluem limitações na flexão, extensão, inclinação lateral ou rotação.

3. *Alterações de posição*. O terapeuta apalpa para perceber marcos ósseos específicos e visualmente julga-os pela assimetria ou má posição. Sinais bilaterais (omoplatas, ossos pélvicos etc.) são comparados e suas posições relativas anotadas. Tais testes podem ser combinados com testes de movimentos para que posição e movimento possam ser simultaneamente comparados.

4. *Alterações nos tecidos moles*. Estas alterações são avaliadas pela inspeção e palpação. Os terapeutas osteopatas desenvolveram refinadamente tais métodos. Tecidos como músculos, ligamentos e tendões são avaliados por alterações na temperatura e consistência. O terapeuta percorrerá suavemente suas mãos sobre a área total que está sendo examinada, procurando alterações na pele e no tecido subcutâneo. Localizando qualquer mudança, avaliará a estrutura tissular mais profunda usando maior pressão. Ao fazê-lo estará procurando determinadas mudanças específicas que incluem:

   a) *Alterações na pele*. Sobre uma área de disfunção aguda a pele estará tensa e difícil de mover ou deslizar, sobre as estruturas subjacentes.

   b) *Enduração (endurecimento)*. Um ligeiro aumento na pressão determinará se a musculatura superficial está enrijecida ou não. Quando existe disfunção crônica, a pele e a musculatura superficial demonstrarão uma tensão e imobilidade, indicando alterações fibróticas dentro e abaixo destas estruturas.

   c) *Alterações na temperatura*. Na disfunção aguda, um aumento localizado na temperatura pode ser evidente. Em condições de lesão crônica pode haver diminuição na temperatura da pele, devido ao estreitamento arterial relativo. Isto geralmente indica a formação de tecido fibroso nas estruturas subjacentes.

   d) *Aumento de sensibilidade*. A sensibilidade pode ser enganosa, pois talvez indique problemas locais ou reflexos na disfunção aguda ou crônica. O terapeuta notará sua presença, mas necessariamente não o considera importante. Na disfunção articular aguda a musculatura superficial e a pele geralmente se apresentam doloridas à palpação.

e) *Edema (fluido excessivo)*. Na disfunção aguda é visível um sinal de distensão e congestão nos tecidos subcutâneos. Na disfunção crônica, isto geralmente é substituído pelas mudanças fibróticas.

Estes métodos de diagnóstico são utilizados quase que exclusivamente pelos terapeutas osteopatas.

5. *Teste de movimento localizado*. Sendo distinto do teste de uma região, este método tenta avaliar a resposta local a uma exigência de movimento. O movimento pode ser feito pelo terapeuta ou pelo paciente, enquanto a articulação ou a área é palpada. São consideradas a continuidade de movimento, a tensão, a resistência e a resposta tissular local. Este tipo de teste ajuda a identificar especificamente as áreas de resistência ao movimento, levando aos procedimentos manipulativos utilizados no tratamento. Este é um método de diagnóstico puramente osteopático.

O que são estes testes de localização?

Em geral, os problemas que afetam a saúde encontram-se nas regiões espinhal e craniana, assim como a maioria das áreas de disfunção tratadas pelos osteopatas, cujo trabalho se restringe às dores do sistema músculo-esquelético. As lesões da coluna vertebral apresentam limitação da mobilidade, espasmos da musculatura relacionada a ela com envolvimento de ligamentos, inchaço e congestão, sensibilidade à pressão e geralmente um certo grau de assimetria. Se este estado se prolongar, surgirão a inflamação crônica, alterações fibróticas, contraturas e alterações artríticas (depósitos de cálcio). Os impulsos nervosos serão transmitidos ao sistema nervoso central a partir desta lesão, seja aguda ou crônica e independente do tipo de alteração, entre as mencionadas acima, que tenha ocorrido. Isto influenciará outros segmentos da coluna e afetará os órgãos ou tecidos abrangidos no nível da lesão. Naturalmente, podem ocorrer desconforto local, dor e limitação.

A disfunção da coluna pode também resultar em atividade reflexa de um órgão para o segmento espinhal que o abrange. Como diz Paul Isaacson, D. O.:

A partir de um ponto de vista puramente anatômico, parece claro que uma tensão ou esforço aplicados em qualquer articulação da coluna, independente da causa, envolveria — até certo ponto — diversas outras articulações. Isto se manifestaria através de graus variados de alterações na mecânica do corpo, afetando a postura, o tônus muscular, a circulação, reações no sistema nervoso e funções viscerais. A princípio tais alterações seriam fisiológicas ou funcionais e reversíveis mas, se prolongadas, podem ocasionar mudanças orgânicas e irreversíveis nos tecidos e vísceras. Inversamente, uma alteração primária em uma víscera (órgão) pode lesar a musculatura e ligamentos inervados pelos respectivos segmentos.[1]

Uma percepção tátil muito desenvolvida, juntamente com o conhecimento perfeito da anatomia, fisiologia e patologia humana, é fundamental para um diagnóstico osteopático bem-feito. A habilidade em diagnosticar alterações na textura tissular, na simetria e a qualidade e extensão do movimento articular implica o conhecimento do que é normal e saudável. O osteopata experiente é capaz de detectar mudanças na textura, temperatura, contorno e umidade relativa da superfície da pele. Pela palpação pode avaliar alterações tissurais mais profundas, como tensão aumentada e volume de fluido; pode facilmente distinguir a diferença entre o estado e qualidade dos músculos superficiais e mais profundos. Sentindo e observando, pode avaliar o desequilíbrio na estrutura e assimetria, e assim detectar alterações superficiais ou profundas na mobilidade articular.

O desenvolvimento das habilidades exigidas para este trabalho inclui esforço e prática constantes. O osteopata deve ser capaz de receber, através das mãos, as mensagens que estão presentes no tecido. Tais mensagens devem ser avaliadas e interpretadas corretamente para que a terapia seja bem-sucedida. O diagnóstico correto é essencial para que o tratamento apresente resultados.

Segundo a Dra. Viola Fryman, através da palpação pode-se descobrir[2]:

1. Um toque leve e suave, com as mãos sobre a pele, fornece informações sobre a temperatura superficial. Uma área de lesão aguda estará mais quente, uma área de lesão crônica e de imobilidade prolongada estará muito fria, quando comparadas a outras regiões da pele.
2. O toque leve também revelará a umidade cutânea, a atividade sudorífera (transpiração) ou sebácea (secreção gordurosa) da pele.
3. O tônus, a elasticidade, a turgidez da pele, podem ser notados pela pressão suave.
4. Uma abordagem um pouco mais firme coloca o examinador em contato com os músculos superficiais para determinar seu tônus, seu volume, seu estado metabólico.
5. Pressionando mais intensamente, é possível fazer um exame semelhante nas camadas musculares mais profundas.

---

1. "Anatomic Basis of Osteopathic Concept". *Journal American Osteopathy Association*, Vol. 79, n° 12, pág. 759.
2. "Palpation". *Anuário* da Academy of Applied Osteopathy, 1963, pág. 17.

6. O estado das bainhas fasciais (tecido fibroso que envolve os músculos).
7. Palpação semelhante no abdômen, fornecerá informações sobre o estado dos órgãos em seu interior.
8. Na palpação mais profunda, firme embora suave, entra-se em contato com o osso.

Viola Fryman acrescenta estas considerações gerais sobre a palpação:

Palpação não se aprende lendo ou ouvindo; ela só pode ser aprendida apalpando. Mas para aprender, precisamos desenvolver uma palpação perceptiva, exploratória; precisamos olhar para descobrir o que está sob nossas mãos, em vez de procurar aquilo que os livros nos dizem que deveria estar lá. Cada paciente é um território novo a ser explorado; uma história ainda incompleta. Freqüentemente os pacientes esquecem ou preferem não se lembrar de acontecimentos traumáticos. Mas o corpo humano suporta um número muito grande de danos significativos, que o médico pode interpretar se compreender a linguagem dos tecidos. As cicatrizes da doença também permanecem, se esta foi contida em vez de curada. Tais cicatrizes devem ser reconhecidas e compreendidas. O choque emocional profundo, a tristeza e a raiva também deixam suas marcas interiores. As mãos sensíveis, perceptivas, podem descobrir e mudar estes efeitos trazendo benefícios duradouros para o paciente. Esta é a arte e a ciência da osteopatia.[3]

O diagnóstico osteopático combina tudo que é útil e válido para os critérios de diagnóstico médico, incluindo o uso de raios X e outros testes e métodos. Todos são utilizados, bem como as medidas e habilidades únicas e características, discutidas acima. Isto permite que o terapeuta osteopata interprete os sinais que outros podem não perceber.

O conhecimento das diversas vias reflexas e suas atividades, dentro e entre os sistemas do corpo, é uma ajuda adicional para o diagnóstico osteopático preciso. Um sistema que combina diagnóstico e tratamento é a aplicação do que é conhecido como reflexos neurolinfáticos, descritos pela primeira vez em meados de 1930 por um osteopata, o Dr. Frank Chapman. Estes reflexos compreendem áreas de "fibrosidade", tecidos sensíveis, em regiões específicas do corpo. Quando presentes, indicam disfunção ou patologia de áreas associadas ou órgãos. O tratamento destas áreas por técnicas de pressão é um método útil para a recuperação, bem como um meio de verificação do grau de seriedade do problema. Existem outros padrões de

---

3. "Palpation", Anuário da Academy of Applied Osteopathy, 1963, pág. 31.

reflexos no corpo, como os chamados pontos de "gatilho" (gatilhos miofasciais) que provocam dor em áreas predeterminadas, quando irritadas. Pelo conhecimento destes e de outros reflexos, os osteopatas podem verificar os sintomas do paciente e com freqüência diagnosticar problemas antes de se manifestarem.

6. MANIPULAÇÃO OSTEOPÁTICA

Um dos objetivos da terapia osteopática manipulativa (TOM) é recuperar o movimento fisiológico em áreas nas quais existe restrição ou disfunção. Ao recuperar ou melhorar a função do sistema músculo-esquelético, pode-se prever que todas as partes relacionadas se beneficiarão, sejam outros componentes músculo-esqueléticos ou áreas abrangidas pelas vias nervosa e circulatória. A TOM não está voltada para processos específicos de doença, mas à normalização das estruturas músculo-esqueléticas visando beneficiar a função global e desse modo aumentar as atividades curativas, homeostáticas e auto-reguladoras do corpo.

Existe uma grande variedade de métodos osteopáticos manipulativos. É tão ridículo falar de manipulação como uma entidade específica, quanto falar em medicina ou cirurgia nos mesmos termos. Assim como o médico ou o cirurgião possuem uma ampla variedade de escolha com respeito a medicação ou métodos cirúrgicos, o osteopata também a possui com respeito a técnicas e métodos de manipulação.

Entre os objetivos da manipulação encontra-se a recuperação de tecidos de apoio como músculos, ligamentos, fáscia etc. Então há a normalização do movimento e da articulação, o uso de influência reflexa e mecânica no corpo como um todo.

As técnicas podem ser divididas em três grupos:

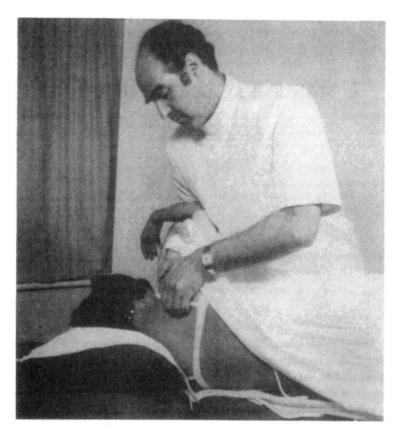

Demonstração de técnica de alongamento para tecido mole, na qual os músculos do ombro são elevados e alongados, permitindo simultaneamente a articulação da junta do ombro.

Técnicas para tecido mole. Estas técnicas são variadas e incluem qualquer método dirigido a tecidos que não sejam os ossos. Com freqüência, são usadas no diagnóstico e na terapia. As técnicas para tecido mole podem incluir movimentos de alongamento em toda a extensão das fibras musculares e técnicas de pressão profunda, bem como alongamento e separação de músculos e outras fibras dos tecidos moles, em especial onde os músculos se iniciam ou se inserem nas estruturas ósseas. A maior parte da manipulação dos tecidos moles envolve a fáscia ou tecidos conjuntivos. Estes métodos geralmente antecedem a manipulação das estruturas ósseas, mas muitas vezes

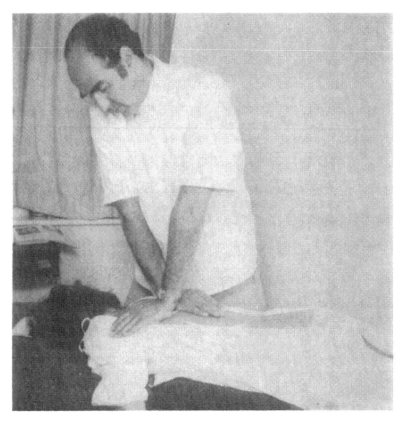

Um método de ação direta, muito semelhante ao utilizado pelos quiropráticos. Sua execução inclui grande velocidade e pequena amplitude. A cama de apoio pode ter uma das partes com molas, permitindo um efeito de repercussão.

podem mobilizar e normalizar estruturas articulares. Isto pode resultar na melhora de tecidos rígidos ou tensos, permitindo que uma articulação restringida execute uma série de movimentos soltos.

Uma notável contribuição britânica foi desenvolvida pelo falecido Stanley Lief D.O., e é na aplicação deste e de outros métodos para tecidos moles que geralmente se observa as áreas reflexas que podem influenciar a condição do paciente. Essas áreas podem abranger desde simples pontos de "gatilho" a reflexos mais complexos, incluindo função interna (reflexos de Chapman, etc.). Nas técnicas para tecidos moles, muitas vezes o diagnóstico e o tratamento são

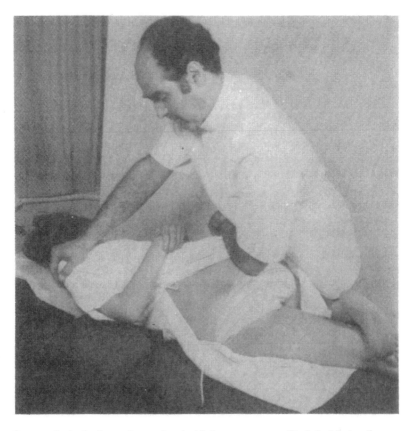

Esta manipulação direta, de grande velocidade e pequena amplitude inclui a localização exata das forças exigidas para corrigir a disfunção. Isto é conseguido por meio de rotação e inclinação lateral da coluna do paciente, seguida do ajustamento.

simultâneos. Enquanto apalpa e avalia os tecidos, à procura de sinais de disfunção, o prático está tratando e buscando normalizar o que encontra.

Técnicas diretas. Nestes métodos, o terapeuta tenta superar limitações do movimento normal, conduzindo a junta em direção ou através da barreira restritiva que impede o movimento, podendo também incluir técnicas de pressão na qual, após cuidadoso posicionamento das mãos em relação à articulação, uma pressão rápida e de pequena amplitude força o movimento da articulação óssea. Neste tipo de manipulação existe pouco movimento das mãos ou da arti-

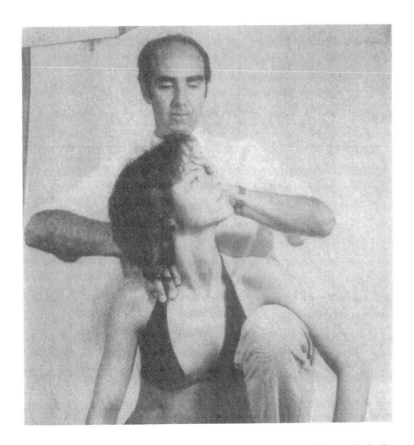

Esta manipulação de ação direta posiciona o paciente de modo que alongando, inclinando e girando o pescoço, obtém-se um travamento articular que localiza os pontos onde se aplicará a pressão de velocidade rápida e pequena amplitude, na vértebra apropriada (neste caso, a segunda vértebra torácica).

culação. O movimento real pode ser de apenas um centímetro ou menos, mas em grande velocidade. Isto pode ser comparado com a tentativa de movimentar uma gaveta emperrada; se a empurramos devagar, embora com força, com freqüência não conseguiremos deslocá-la, enquanto uma pancada rápida no ângulo certo instantaneamente a liberará.

Um outro método de TOM é conhecido como técnica articulatória. Aqui, a articulação limitada pode ser repetidamente levada à sua livre extensão até o ponto de restrição, numa tentativa de forçar gradativamente uma extensão de mobilidade mais ampla, com maior liberdade de movimento.

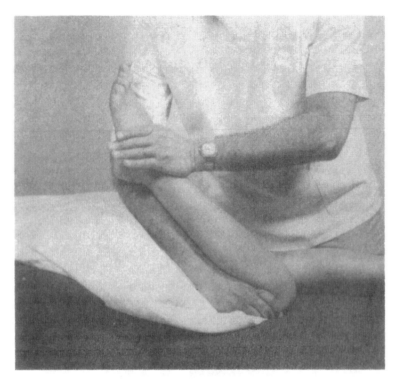

Esta técnica de ação direta permite que o prático utilize o efeito de alavanca para forçar uma subluxação posterior da cabeça do perôneo a voltar à sua posição anatômica correta.

Este tipo de manipulação emprega muitas vezes a ação de alavanca para atingir seus objetivos, e como sempre, quanto mais prolongada a alavanca, maior a força que pode ser aplicada. A articulação do joelho, por exemplo, pode ser mobilizada firmando-se a própria articulação, enquanto se segura a parte inferior da perna pelo tornozelo e se executa uma série de movimentos. Deste modo, a parte inferior da perna torna-se uma alavanca e, dependendo da habilidade com que se aplica a força no ponto de apoio da alavanca (a articulação do joelho), pode-se obter grande quantidade de força controlada para pressionar as barreiras que impedem o movimento, ou sobre tecidos e superfícies restringidas. Este é um tipo de manipulação que utiliza essencialmente baixa velocidade (movimento lento) e grande amplitude.

A técnica de energia muscular (TEM) é outro método de ação direta e local. Contudo, na TEM são as forças do paciente que produzem o esforço manipulativo. Colocando uma articulação em determinada posição, e pedindo ao paciente para executar um esforço muscular numa direção específica, contrária à força executada pelo terapeuta, é possível obter grande melhora na mobilidade articular. A habilidade nesta manobra está em criar um equilíbrio de forças que possam atuar precisamente na restrição. Em termos gerais, a TEM envolve colocar a articulação em questão no limite de seu movimento, na direção em que está mais restringida. Esta posição é mantida (não exagerada) pela pressão executada pelo terapeuta e, de maneira controlada, o paciente tenta movimentar a articulação, com esforço constante, em direção oposta à força do terapeuta. Não devem ocorrer movimentos durante esforços deste tipo, sejam curtos ou prolongados. Depois de cada esforço, a articulação deve ser reavaliada e se a extensão de movimento aumentou, esta pode ser conduzida a este novo limite antes da próxima tentativa. Este método é indolor e adequado para auto-aplicação em muitas áreas do corpo (dedos ou cotovelo, por exemplo).

Técnicas Indiretas. Estes métodos, em vez de tentarem vencer a resistência, fazem o oposto. Na técnica de forças opostas, por exemplo, a área em questão é movimentada pelo terapeuta em direção contrária aos planos de movimento restrito, dirigindo-se aos planos de movimentos mais fáceis, não restritos. Há uma busca constante pela posição de maior conforto. Neste ponto, o terapeuta executa um grau moderado de força e isto resulta na liberação reflexa de tecidos anteriormente restringidos. A característica desta técnica lenta é a introdução da força moderada, enquanto a articulação é mantida em posição contrária à direção em que existe a limitação do movimento. É fundamental que todos os movimentos sejam dirigidos e controlados pelo terapeuta, enquanto movimenta cuidadosamente a articulação por toda a extensão de menor resistência.

Outro tipo de técnica indireta é chamada de técnica funcional, que também utiliza movimentos induzidos pelo terapeuta, enquanto a área de disfunção é constantemente apalpada. A articulação é movimentada em todas as direções de maior facilidade (opostas à direção da restrição, que indica irritação de tecidos), sendo gradualmente levada ao ponto de maior conforto. A palpação informa ao terapeuta quando a área afetada está mais aliviada. Neste ponto cessa o tratamento; a resposta da articulação dolorida, enquanto neste estado de conforto, é suficiente para iniciar a normalização.

A técnica de liberação espontânea é um método usado quando uma área ou articulação está lesada e fora de sua posição anatômica

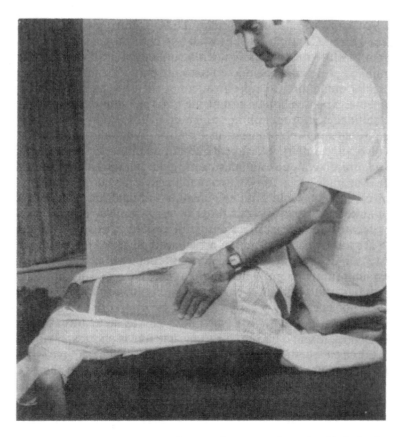

Demonstração da técnica de liberação espontânea, na qual a parte afetada (neste caso a parte inferior das costas) é cuidadosamente posicionada em um grau exagerado de torção já existente. Esta posição é mantida até que ocorra uma liberação reflexa do espasmo. Não é utilizada manipulação ativa neste estado geralmente agudo.

normal. Com freqüência, nos problemas da parte inferior das costas ou do pescoço, haverá uma torção óbvia. O indivíduo pode se encontrar numa posição curvada ou inclinada para um lado, ou ser incapaz de endireitar um pescoço torcido. Esta técnica dirige cuidadosamente a parte afetada em direção à torção. Ao exagerar a lesão e manter a área nesta posição por alguns minutos, quase sempre há uma liberação reflexa do espasmo muscular e a resolução do problema. Este é um método indolor.

Muitas técnicas utilizam a ajuda dos movimentos respiratórios do paciente. É fascinante o modo como todas as partes do corpo se movimentam enquanto respiramos. Talvez alguns dos movimentos sejam muito leves, mas, para as mãos treinadas, eles são palpáveis. Quando inspiramos, por exemplo, os braços e pernas giram ligeiramente para fora e todas as articulações da coluna se movimentam. Quando expiramos acontece o oposto (isto é, ocorre uma volta à posição neutra). Usando este conhecimento, o osteopata sincronizará as tentativas de movimentar uma articulação com a fase ou ciclo respiratório que melhor favorecerá o movimento.

Muitas vezes são utilizadas combinações de técnicas diretas e indiretas, precedidas ou seguidas de métodos para tecido mole. Cada caso individual mostrará qual o método ou combinação de métodos se faz necessário. A grande variedade de técnicas disponíveis dão ao terapeuta osteopata a habilidade para lidar com os problemas músculo-esqueléticos e suas ramificações.

Uma outra área de trabalho da manipulação é o uso da técnica craniana, que será examinada em mais detalhes no capítulo 11, mas podemos mencionar que existe esta forma especializada de tratamento que inclui as estruturas cranianas na consideração global da mecânica do corpo. A osteopatia craniana tenta trabalhar os ossos da cabeça, assim como alterar a circulação e os movimentos de fluido (fluido cérebro-espinhal etc.), para o crânio, no crânio e dentro do crânio; ela tenta equilibrar o mecanismo craniossacral. No capítulo adequado, falaremos sobre o que é este mecanismo e quais são seus efeitos. O conceito craniano e as técnicas utilizadas para corrigir a disfunção nesta área abriram novas perspectivas para a osteopatia. Traumas no parto e muitas condições anteriormente não tratáveis reagiram aos métodos cranianos.

Toda manipulação osteopática está voltada para a realização de fins específicos. A fisiologia da área sob tratamento deve ser compreendida e seu inter-relacionamento global com o corpo deve ser considerado. Ao mesmo tempo, as técnicas manipulativas que são utilizadas devem levar em consideração as necessidades individuais do paciente. Ao escolher a técnica apropriada, o terapeuta visualiza o resultado final que deseja e qual o melhor caminho para atingi-lo. A escolha será diferente em cada paciente e num mesmo paciente, em cada visita.

O mais antigo princípio na osteopatia é "Encontre-o, arrume-o e deixe-o em paz". Palavras de ouro.

7. PESQUISA

Muitas pesquisas foram feitas no campo da osteopatia. Algumas se referem ao modo como o sistema músculo-esquelético influencia a saúde e função do corpo em geral; ou seja, as alterações que ocorrem — especialmente na região da coluna — e as conseqüências destas alterações. Esta área de pesquisa ofereceu grande *insight* sobre a fisiologia e patologia do corpo, enquanto outras pesquisas se referem às tentativas para validar o diagnóstico osteopático e as medidas terapêuticas. Isto ajudou a estabelecer com maior clareza o que é e o que não é válido neste campo, mas, como acontece com muitas pesquisas, mais questões são levantadas à medida que outras são respondidas.

Uma importante área de pesquisa foi identificada em meados de 1930 pelo Dr. J. Denslow, que começou a testar a disfunção espinhal através de medidores de pressão e eletromiógrafos (registradores de contração e relaxamento muscular). Ele mostrou que as áreas de disfunção necessitavam de estímulo menor do que as áreas normais da coluna para provocar alterações musculares. Desse modo, tornou precisa a avaliação palpatória subjetiva do osteopata. Tendo estabelecido que os limiares eram mais fracos em áreas de disfunção, foram necessárias pesquisas para descobrir as causas e analisar as implicações. Felizmente, para a osteopatia, esta tarefa foi realizada pelo professor Irvin M. Korr, bioquímico e pesquisador da osteopatia, que mostrou que quando um segmento espinhal estava em estado de superexcitação, podia ser estimulado ou ativado, através de pressão ou irritação de outros segmentos aparentemente normais, a uma certa distância acima ou abaixo dele. Quando a área de disfunção era anestesiada, não reagia mais à pressão local, mas ainda reagiria à pressão em segmentos normais situados acima ou abaixo. Nesta época, tais segmentos eram denominados de "segmentos facilitados".

O professor Korr percebeu que a pressão não era, em termos gerais, um teste natural de reação do corpo e, desse modo, introduziu outros estímulos como ruídos súbitos, estímulo doloroso ou verbal (perguntas embaraçosas ou falsas más notícias). Em todos os casos os "segmentos facilitados" eram os primeiros a mostrar uma reação e a superatividade muscular nestas regiões era a última a cessar quando a pessoa relaxava. Este trabalho foi apresentado por Korr e seus colegas em 1947 e o processo foi descrito como sendo "uma lente neurológica que focaliza a irritação do segmento lesado e aumenta suas reações".[1]

Investigou-se então o que estava acontecendo nestes segmentos do sistema nervoso simpático e as possíveis ramificações no corpo como um todo. Estas investigações incluíam o mapeamento da superfície da pele do paciente para verificar variações na resistência elétrica e na temperatura. Assim, foi criado um registro visível do comportamento do sistema nervoso simpático, refletido pela atividade da glândula sudorípara e fluxo sanguíneo, sob a pele, de uma determinada área em um momento específico.

Este sistema foi confirmado pela fotografia infravermelha e pelo uso de sofisticadas aparelhagens eletrônicas que medem simultaneamente oito diferentes segmentos espinhais. Tudo isto provou que existe uma correlação entre o segmento lesado (área de disfunção somática) e o comportamento anormal dos nervos simpáticos e motores que estão relacionados à área lesada, segmentalmente.

Padrões de disfunção

Através dos anos, Korr começou a estabelecer sólidos padrões de distúrbios nas funções do nervo simpático e doenças específicas nos órgãos, especialmente onde a dor era um fator importante como na pancreatite, úlcera péptica, doença da vesícula biliar, dor menstrual, cólicas, pedras nos rins etc. Com freqüência, os estudantes

---

1. "The Neural Basis of the Osteopathic Lesion", *The Journal of the American Osteopathic Association* 47: 191-198 (1947).

que se ofereceram para uma avaliação apresentavam padrões de disfunção que iriam aparecer mais tarde como um padrão de doença específica.

Korr admite que ainda há muito trabalho a ser realizado neste campo, mas afirma que quando existe uma condição de facilitação crônica em um segmento espinhal, "não podemos dizer que este estado constante de alerta resulte em doença específica. Podemos dizer apenas que estes segmentos perturbados são relativamente vulneráveis, que a probabilidade é maior. Se isto vai se tornar clinicamente significativo, dependerá da pessoa com quem estamos lidando e das circunstâncias de sua vida passada, presente e futura. É aqui que outras circunstâncias desfavoráveis na vida diária do paciente podem alterar o equilíbrio, é aqui que uma reação anormal de tensão tenderá a se expressar mais cedo e intensamente".[2]

Além desta linha de pesquisa, o professor Korr realizou muitos trabalhos sobre a função trófica dos nervos (relativa à nutrição dos tecidos). Os nervos não só conduzem impulsos como suprem de proteínas e outras substâncias os tecidos e órgãos com os quais se relacionam. Estas substâncias são essenciais para a manutenção e autorestauração dos tecidos e influenciam seu funcionamento total. Considerando suas implicações, Korr afirma que quaisquer fatores que interfiram neste aspecto da função nervosa podem contribuir para a doença. Diz ele:

> Tais fatores podem incluir distúrbios (tensão emocional, por exemplo) nos impulsos que se originam em centros mais elevados, impulsos nas vias sensoriais de diversas partes do corpo, fatores nutricionais, drogas, agentes toxicológicos, vírus, alterações no meio químico dos neurônios e seus axônios (células nervosas) e, naturalmente, as tensões mecânicas e grandes forças exercidas e geradas pelos tecidos miofáscioesqueléticos, através dos quais passam os nervos e as alterações químicas associadas a estes tecidos. Parece provável que a eficácia da terapia manipulativa ocorra em parte pelo alívio de alguns destes fatores prejudiciais.

Mais recentemente foi demonstrado que o fluxo de elementos através dos nervos é uma via de dois sentidos. O transporte retrógrado é visto como um meio de comunicação ou *feedback* (literalmente) entre as células nervosas e a área que elas suprem. Korr afirma:

> Qualquer fator que provoca desordem nos mecanismos de trans-

---

2. "The Trophic Function of Nerves and Their Mechanisms", *The Journal of the American Osteopathic Association* 72: 163-171 (1972).

porte no axônio ou que altera cronicamente a qualidade ou quantidade das substâncias transportadas, pode tornar prejudicial a influência trófica. Esta alteração, por sua vez, provocaria anomalias de estrutura, função e metabolismo, contribuindo desse modo para a disfunção e a doença. Entre estes fatores prejudiciais, é quase certo encontrar-se a deformação de nervos e raízes, como compressão, distensão, angulação e torção, que sabemos acontecerem facilmente no ser humano e que provavelmente perturbam os mecanismos de transporte intraaxonial (processo celular nervoso), intraneural (célula nervosa), microcirculação (circulação nos pequenos vasos sanguíneos) e a barreira sangue-nervos. As estruturas neurais são especialmente vulneráveis em sua passagem por articulações de grandes movimentos, canais ósseos, foramens intervertebrais (aberturas), camadas fasciais (tecido fibroso sob a pele) e músculos tonicamente contraídos (por exemplo, ramo posterior [ramificações] de nervos espinhais e músculos extensores [de alongamento]). Muitas destas deformações provocadas bioquimicamente são, naturalmente, suscetíveis de melhora e correção manipulativa.[3]

Como diz Paul Thomas D.O.:

Isto parece ser parte da resposta procurada durante muito tempo para a questão sobre a maneira exata de como os nervos influenciam as estruturas inervadas, com respeito ao metabolismo, desenvolvimento, diferenciação, regeneração e troficidade em geral. O tratamento de um órgão através de sua inervação é um elemento na atual terapia manipulativa. As novas informações sobre a função neural podem conduzir a melhoras específicas na técnica.[4]

Este conhecimento, acrescido da pesquisa sobre a facilitação segmental feita por Korr e seus colegas, fornece uma base científica para as reivindicações da medicina osteopática, isto é, a disfunção da estrutura músculo-esquelética do corpo pode ter efeitos profundos na saúde do indivíduo.

Pesquisas sobre métodos de diagnóstico

Pesquisas sobre a capacidade dos métodos de diagnóstico osteopático para deduzir com precisão tal disfunção também foram realizadas e avaliadas. Entre 1969 e 1972 cerca de 6.000 pacientes admitidos no Chicago Osteopathic Hospital faziam parte desta investigação clínica. Observações visuais e palpatórias, feitas pelos médicos osteopatas, foram registradas e analisadas. Tais pesquisas mostra-

---

3. "The Spinal Cord as Organizer of Disease Processes", *The Journal of the American Osteopathic Association*, Vol. 80, n° 7, pág. 458.
4. *Osteopathic Medicine*, Hoag, Cole e Bradford (McGraw-Hill, 1969).

ram uma nítida ligação entre a área da coluna comprometida e correspondentes órgãos doentes. Concluiu-se que: "6.000 casos confirmam a teoria osteopática dos relacionamentos víscero-somáticos (órgãos internos e o corpo)".[5]

Através dos anos, uma variedade de descobertas em situações clínicas deram validade ao conceito osteopático. Uma destas investigações referia-se ao estudo do relacionamento entre alterações dos órgãos pélvicos e torácicos e a coluna. Verificou-se que as seguintes descobertas ocorriam em numerosos testes estatisticamente significativos:
Movimento intervertebral limitado isolado.
Movimento intervertebral limitado em combinação com posição vertebral anormal.
Movimento intervertebral limitado em combinação com musculatura paravertebral anormal.

Os casos avaliados eram de distúrbios simples do coração, aorta, brônquios e pulmões (86 casos) e dos órgãos genitais femininos (101 casos).

Em 1965 foi realizada uma pesquisa no Los Angeles County Osteopathic Hospital sobre os efeitos dos cuidados osteopáticos em crianças com pneumonia;[6] foram analisados, num período de três anos, 239 casos de diversos tipos de pneumonia em crianças. Os resultados mostraram uma comparação favorável aos resultados de tratamentos semelhantes em instituições não-osteopáticas.

Mais ou menos na mesma época foram realizadas pesquisas sobre a possibilidade de uma ligação músculo-esquelética em casos de distúrbio cardíaco e os resultados mostraram forte evidência desta correlação.[7] Descobertas palpatórias e através de raios X, assim como registros fluoroscópicos e de E.C.G. mostraram que a maior parte dos 150 pacientes testados tinha anormalidades espinhais assimétricas e que o tratamento corretivo da coluna era muitas vezes seguido de graus variáveis de alívio de sintomas cardíacos. Estas mudanças se refletiam em testes clínicos e de laboratório.

Mais recentemente, em 1981, médicos do Riverside Osteopathic Hospital em Trenton, Michigan, realizaram uma investigação para estabelecer a existência de um reflexo víscero-somático que pudesse ser facilmente detectado e estivesse correlacionado com a presença

---

5. A Clinical Investigation of the Osteopathic Examination, Kelso, Larson e Kappler, *The Journal of the American Osteopathic Association*, Vol. 79, n.º 7, pág. 460.
6. "Pneumonia Research in Children at L.A.C. Osteopathic Hospital", Warson e Percival, *Anuário* da Academy of Applied Osteopathy, 1965, pág. 152.
7. "A Somatic Component in Heart Disease", Richard Koch D.O., *The Journal of the American Osteopathic Association*, maio de 1961.

de doença aterosclerótica da artéria coronária. Ao todo, 88 casos consecutivos, cada um sugerindo doença coronária, foram submetidos a cateterismo cardíaco e depois de uma semana deu-se a cada paciente um padrão osteopático de avaliação músculo-esquelética (dor, extensão de movimentos, textura do tecido mole etc.) por um examinador que desconhecia os resultados do exame de cateterismo cardíaco. Os resultados mostraram uma correlação entre a aterosclerose coronária, anormalidades de extensão de movimento e textura de tecido mole nos segmentos intervertebrais da quarta e quinta vértebra torácica e terceira cervical.[8]

Ao mesmo tempo, pesquisas no Philadelphia College of Osteopathic Medicine demonstraram que, após a terapia osteopática manipulativa, ocorria uma diminuição significativa, definida e mensurável, na pressão intra-ocular.[9] Isto é de grande significado para pacientes com glaucoma crônico.

Tais pesquisas estão sendo constantemente realizadas para estabelecer o valor do tratamento osteopático. Os resultados fundamentais e de amplas conseqüências, obtidos pelo professor Korr e outros, bem como a prova cumulativa de muitos grupos e indivíduos no campo clínico, já percorreram um longo caminho em direção a este objetivo.

---

8. "Palpatory Musculo-skeletal Findings in Coronary Artery Disease: Results of a Double Blind Study", Cox, Rogers, Gorbis, Dick e Rogers, *The Journal of the American Osteopathic Association*, julho de 1981.
9. "Evaluation of Intraocular Tension Following Osteopathic Manipulative Therapy", Paul Misischia D.O., *The Journal of the American Osteopathic Association*, julho de 1981.

8. A OSTEOPATIA NA PRÁTICA

A maioria dos pacientes que procuram terapeutas osteopatas espera obter alívio de dores músculo-esqueléticas. Em geral, a parte inferior das costas e o pescoço são as áreas com mais probabilidade de estarem envolvidas, mas todas as articulações e músculos do corpo são possíveis fontes de problemas que podem ser tratados pelos osteopatas. Um número crescente de pacientes, entretanto, consulta osteopatas a respeito de grande variedade de problemas de saúde, e isto pode incluir condições como dores de cabeça, zumbidos (ruídos na cabeça), vertigens, asma, problemas brônquicos, cardíacos funcionais, digestivos e irregularidades menstruais. O tratamento destas e de outras condições pelos métodos osteopáticos pode ser surpreendentemente bem-sucedido.

O que acontece ao se consultar um osteopata

Uma consulta normal a um osteopata pode durar de quinze a quarenta e cinco minutos e na primeira consulta o osteopata fará o histórico e realizará um exame detalhado da coluna e outras articulações. Dependendo das condições, serão feitas chapas radiológicas. Em muitos casos o coração e o tórax serão examinados, a pressão sanguínea medida e possivelmente outros testes clínicos (urina, sangue, avaliação ocular ou auditiva etc.). Desse modo, o osteopata chega

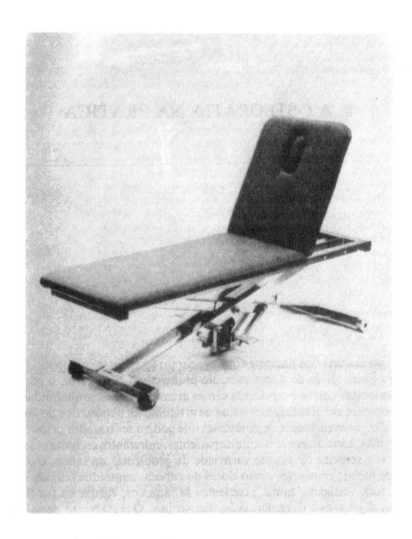

Uma cama de tratamento osteopático.

a um diagnóstico quanto às causas do problema do paciente ou, pelo menos, quanto ao possível envolvimento músculo-esquelético.

O tratamento geralmente consiste de manipulação preliminar dos tecidos moles. Esta pode ser feita na área local da dor ou distante dela, se o osteopata estiver tentando manipular por via reflexa. Após relaxar, alongar e preparar os tecidos moles, o osteopata manipulará as articulações desejadas. Como mostramos no capítulo 6, neste estágio pode-se utilizar uma variedade de métodos. A idade, condições, grau de dor e espasmo etc. definirão a abordagem mais adequada.

Alguns tipos de manipulação produzirão um estalido audível, resultante da criação de um vácuo momentâneo entre as superfícies das articulações enquanto são manipuladas. Estes sons necessariamente não indicam que a manipulação foi bem-sucedida e a ausência deles também não significa que o tratamento fracassou em seu propósito de conseguir a mobilidade.

Após o tratamento, é normal haver alívio imediato da dor e melhora na mobilidade. Todavia, pode existir certo desconforto temporário e, em alguns casos, um ligeiro aumento da dor durante mais ou menos um dia, em especial nas condições agudas. O mais comum é ocorrer uma sensação de bem-estar. Alguns pacientes experimentam um grau elevado de relaxamento e vontade de dormir e outros sentem animação e energia.

Os terapeutas explicarão os objetivos do tratamento e podem sugerir que este também seja feito em casa, para ajudar a terapia osteopática. Este tratamento pode incluir exercícios, mudanças na dieta e relaxamento. Se a condição for de uma simples tensão mecânica, será corrigível rapidamente e não exige cuidados posteriores. Se, por outro lado, a condição for de natureza crônica, será necessário um tratamento periódico de manutenção para prevenir uma recidiva.

A freqüência do tratamento osteopático é variável, podendo ser feito em dias alternados ou mensalmente. Nas condições crônicas o tratamento regular de "manutenção" provavelmente será a intervalos de uma semana, passando depois para uma vez em três ou quatro meses. Existe uma tendência a aconselhar os pacientes a fazerem *check-up* regularmente, duas ou três vezes por ano. Uma vez que pequenas alterações músculo-esqueléticas muitas vezes precedem problemas que duram meses, esta abordagem preventiva é muito valiosa. Do mesmo modo, a cada ano um número crescente de bebês e crianças em fase de crescimento são levadas para avaliações osteopáticas a fim de assegurar que estes problemas sejam corrigidos antes de se instalarem.

Muitos pacientes se referem aos seus problemas com os termos "ossos fora do lugar" e, assim, esperam que estes sejam "colocados de volta no lugar" pela manipulação. Estas idéias são incorretas e simplistas. Embora possam ocorrer mudanças na posição, a essência da manipulação osteopática é a restituição da mobilidade entre as superfícies das articulações. A correção de lesões posicionais tende a ser alcançada pela normalização dos tecidos moles que estão sustentando e unindo os ossos em suas posições particulares. Alguns indivíduos possuem articulações muito móveis devido à fraqueza ligamentosa congênita ou adquirida. Estas articulações podem se tornar instáveis e, longe de necessitarem manipulação, podem necessitar de estabilização pela melhora do tônus dos tecidos moles, o que algumas vezes se consegue injetando um agente esclerosante que "aperta" os tecidos de sustentação.

Prolapso de disco

O diagnóstico mais comum com o qual os pacientes procuram um osteopata (no Reino Unido) é o de prolapso de disco. Poucos médicos estudaram a mecânica da coluna com detalhamento exigido dos osteopatas qualificados. O diagnóstico mais comum feito em casos de dor aguda na parte inferior das costas é o do prolapso de disco. Os sintomas variam mas geralmente incluem dor intensa com o movimento e, muitas vezes, um espasmo unilateral dos músculos lombares; há grande dificuldade em se permanecer ereto e pode ocorrer dor em uma ou ambas as pernas. Estes sintomas geralmente estão presentes num caso real de disco intervertebral prolapsado, mas pode existir em outras condições. Como saber?

Uma história pormenorizada e um exame físico cuidadoso permitem confirmar ou excluir o diagnóstico de um disco prolapsado, com grande certeza.

Para o indivíduo que sofre de uma articulação sacroilíaca tensionada, a quem o médico diz ter um prolapso de disco, a vida se torna muito cansativa. Ele pode ficar na cama por um período de até seis semanas e depois ter que usar um colete; pode ser engessado e em alguns casos é sugerida a operação. Se o paciente realmente estiver sofrendo de um disco prolapsado, o período na cama ou o uso do colete podem aliviar a área e permitir que ocorra uma certa reparação, mas se o problema for uma tensão na articulação sacroilíaca, estes tratamentos serão prejudiciais.

O disco supostamente deslocado é um anel cartilaginoso duro, firmemente ligado às vértebras acima e abaixo dele. Estas contêm uma massa polpuda, o *nucleus pulposis*. Quando, através de tensão ou traumatismo, surge uma ruptura na cartilagem, o material interno pode projetar-se. Isto provocará espasmo na musculatura circunjacente e se houver pressão nos nervos surgirá uma dor aguda. O disco não "se desloca", na verdade não pode se deslocar. Pode haver uma ruptura ou uma herniação e assim ser erroneamente chamado de prolapso de disco.

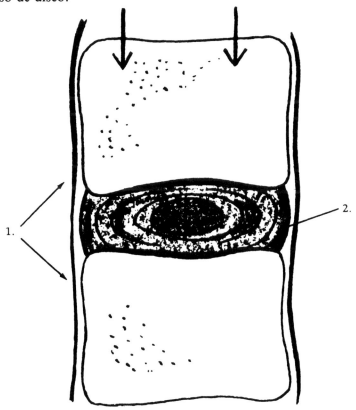

Corte transversal de: 1. Corpos vertebrais
2. Disco normal.

O efeito no disco, provocado por uso prolongado de coletes, é diminuir sua elasticidade como um todo e produzir uma alteração degenerativa e restritiva. Desse modo, a capacidade do disco para agir como absorvedor de choque torna-se reduzida. Isso resulta em rigidez, perda de mobilidade e possivelmente dor. No entanto, é visível que qualquer coisa que possa ser feita para prevenir esta degeneração muito comum é bastante desejável.

Uma vez que o disco esteja herniado não há meios de "colocá-lo de volta". Qualquer pessoa que afirme colocar no lugar um prolapso de disco está, sem dúvida alguma, sendo incorreta. É possível, com a manipulação, aliviar a pressão no disco e com exercícios suaves e cuidadosos ocorrer uma lenta reparação. Raramente é necessária a cirurgia para remover a massa projetada, mas eu sugeriria não recorrer à cirurgia antes de se consultar um osteopata.

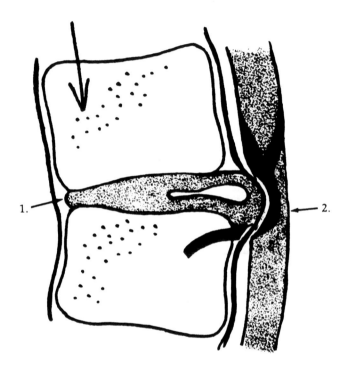

Corte transversal: 1. Disco prolapsado com: 2. Pressão na raiz do nervo. Esta condição provoca dor ciática se ocorrer na coluna lombar.

Quer a consulta ao osteopata seja motivada por problemas articulares dolorosos de curta duração ou por condições gerais de saúde de longa duração, o modo como o indivíduo usa seu corpo determinará em larga escala se haverá ou não recidiva.

Por esta razão, é fundamental que, após a correção de áreas de disfunção, o paciente seja instruído a respeito do uso correto do corpo e de exercícios apropriados. Muitos osteopatas também aconselham seus pacientes a se alimentarem corretamente, proporcionando, desta maneira, um serviço completo de cuidados com a saúde.

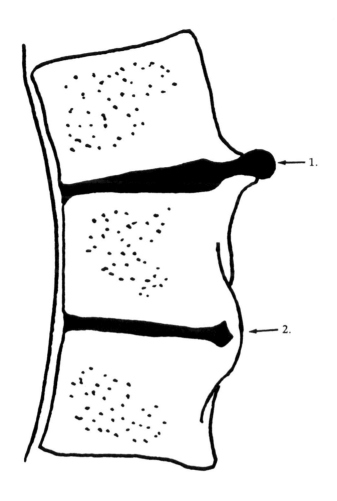

Corte transversal da coluna: 1. Disco prolapsado 2. Degeneração óssea.

Outras enfermidades em que a Osteopatia pode ajudar

Sem tentar abranger todos os possíveis estados doentios que a terapia osteopática manipulativa pode ser capaz de auxiliar, menciono a seguir uma série de exemplos para dar uma idéia sobre as possibilidades da osteopatia.

Artrite

As alterações degenerativas localizadas em articulações denominadas osteo-artrites ou osteo-artroses afligem a maioria das pessoas acima de 35 anos que vivem em países industrializados, e o termo "desgaste" descreve perfeitamente o dano articular resultante do uso inadequado das articulações de apoio, como a coluna, quadril, joelhos etc.

Nos primeiros estágios deste desgaste, quando a deficiência está começando a se tornar visível na forma de enrijecimento, desconforto e ligeira limitação de movimentos, é possível, através do tratamento osteopático manipulativo, deter e talvez até mesmo reverter o dano inicial nos tecidos moles, que precedem o dano nas superfícies articulares.

Mesmo nos casos de condições osteo-artríticas pode-se conseguir a melhora pelo tratamento osteopático, no sentido de mobilidade, diminuição da dor e possivelmente a redução do processo degenerativo. Isto é possível em especial nas regiões espinhais como o pescoço, coluna torácica superior, parte inferior das costas e articulações pélvicas, que são as mais maltratadas pelos hábitos posturais. Contudo, o tratamento não pode anular o dano que já foi feito, mas pode muitas vezes diminuir os efeitos, aumentando o grau de mobilidade em todos os casos, com exceção daqueles extremamente avançados.

Bronquite

A terapia osteopática manipulativa pode abranger a obstrução crônica ou aguda das vias respiratórias e, embora os fatores etiológicos precisem de atenção, não se afirma que os fatores estruturais sejam a parte importante nos antecedentes da bronquite. O tratamento osteopático na coluna, tórax e diafragma pode melhorar a função respiratória e parece acelerar a eliminação de muco obstrutivo. Além da mobilização da estrutura do tórax, como costelas e suas articulações com a coluna e o externo, há métodos osteopáticos específicos, como o "thoracic pump" e o "diaphragmatic doming", que podem ajudar.

Ciática

Se houver dor irradiada para a perna, isto pode ser o resultado do grau de irritação na raiz nervosa que envolve o nervo ciático. Algumas formas não são receptivas aos cuidados osteopáticos como por exemplo, quando o nervo está realmente inflamado (neurite). Contudo, na maior parte dos casos de ciática o nervo está irritado e não inflamado (nevralgia), e em muitos destes casos a remoção da causa da irritação pelo tratamento osteopático alivia a dor. A causa pode se encontrar na parte inferior das costas, na região pélvica ou das nádegas. Em casos agudos, pode resultar de um disco prolapsado e neste caso a osteopatia pode ter um valor limitado.

Condições Alérgicas

O tratamento das causas em lugar dos sintomas é de vital importância, e é necessário dar atenção especial aos aspectos nutricionais e de *stress*. Contudo, existem muitos casos onde a manipulação osteopática pode ajudar. Na asma, por exemplo, pode-se encontrar áreas de disfunção nas proximidades da segunda vértebra torácica e sempre existem restrições na extensão normal do movimento das costelas. Estes problemas estruturais podem ser melhorados ou corrigidos pelo tratamento osteopático, mas se nada for feito a respeito dos fatores subjacentes hormonais, nutricionais e de *stress*, há uma forte probabilidade de que a alergia retorne.

Na maior parte dos casos de alergia existe um grau de disfunção na glândula supra-renal (produção inadequada de adrenalina em resposta a um aumento de tensão repetido) ou disfunção no fígado (produção inadequada de anti-histamina em resposta à produção alérgica de histamina). Durante algum tempo, estes órgãos podem ser continuamente afetados por distúrbios mecânicos na coluna e a sua correção através da manipulação osteopática pode resultar numa melhora de função.

Condições Cardíacas

Geralmente a melhora da mobilidade da coluna torácica e da região do tórax após a manipulação osteopática parece aumentar a função do coração e assim o sangue é oxigenado com maior eficiência.

No capítulo 7 fizemos referências aos resultados de pesquisas sobre a possibilidade de uma ligação músculo-esquelética em casos de distúrbios cardíacos, e a correção da disfunção da coluna pela terapia osteopática mostrou uma redução das chances de dor cardíaca.

Uma descoberta freqüente é a do que passou a ser chamada de "falsa angina". Nesta condição, surgem todos os sintomas clássicos da angina (pressão no peito, falta de ar, dor em um ou em ambos os braços etc.), mas não reagem à terapia com drogas. Em muitos destes casos descobriu-se que há uma lesão torácica superior que reage a técnicas manipulativas simples, com o conseqüente desaparecimento dos sintomas.

Constipação

Quando os problemas são o resultado de vísceras muito contraídas ou espásticas, o tratamento osteopático pode ajudar na normalização da condição, associado a uma dieta que inclua grande quantidade de fibras.

Dores de Cabeça

Existe uma grande variedade de causas para o que geralmente denominamos de dor de cabeça, mas uma das principais causas da dor de cabeça comum é a tensão no pescoço e na parte de trás do crânio, e esta é particularmente receptiva ao tratamento osteopático. Nos anos 70 foram feitas pesquisas sobre a enxaqueca no British College of Naturopathy and Osteopathy e verificou-se que ocorre uma redução evidente na freqüência e intensidade da dor com a normalização osteopática da coluna cervical.

Muitas dores de cabeça de origens menos óbvias podem reagir a uma combinação da normalização craniana, cervical e torácica, mas seria errado presumir que todas as dores de cabeça podem sempre ser aliviadas pela osteopatia. No entanto, em minha experiência, descobri que algumas dores que duravam por muitos anos, respondiam a apenas uma sessão de tratamento.

Hérnia de Hiato

Esta condição dolorosa envolve um abaulamento de parte do estômago através de uma abertura no diafragma. O tratamento osteopático de normalização das estruturas às quais o diafragma está ligado pode ser de grande ajuda, podendo também ser utilizadas manipulações de tecido mole diretamente no diafragma, músculos do abdômen e estômago. Melhorando deste modo a mecânica que afeta o diafragma e os outros fatores envolvidos no problema, os sintomas dolorosos da hérnia de hiato podem ser diminuídos. Outros fatores como obesidade, má postura, tensão e nutrição pobre, não devem ser ignorados, mas, em muitos casos, a osteopatia pode ser decisiva no alívio de sintomas e na ajuda da correção da tensão mecânica que permite o deslocamento do estômago para cima.

Hipertensão

Se a pressão sanguínea elevada é o resultado de tensão, a terapia osteopática manipulativa pode ter um efeito muito benéfico. A experiência clínica e as pesquisas mostram que a normalização da mecânica geral da coluna parece ter um efeito estabilizador nos registros sistólicos e diastólicos cardíacos, durante algumas semanas. Não se sugere, porém, que a osteopatia deveria ser utilizada como método principal do tratamento da hipertensão, mas sim que este tratamento pode ser uma terapia adicional muito útil.

Problemas Digestivos

Os osteopatas afirmam que freqüentemente há um elemento espinhal envolvido na disfunção digestiva, quer a condição inclua suprimento excessivo ou insuficiente de ácidos ou enzimas, ou suprimento sanguíneo diminuído ou aumentado, em determinadas regiões dos órgãos digestivos. O tratamento osteopático nestas condições não é específico e geralmente se encontrará disfunção da coluna, nas áreas central e inferior torácica. A normalização destas áreas, juntamente com mudanças na dieta, podem aliviar o problema.

Problemas Menstruais

Através da normalização da disfunção da área lombossacral da coluna, alcançou-se melhoras excelentes na função menstrual, no sentido de regularidade, menos dor e desconforto e períodos mais curtos. Existem muitos fatores que podem contribuir para os problemas menstruais. Alguns são hormonais, outros emocionais e outros envolvem desequilíbrio de nutrição. Entretanto, em muitos casos a causa do problema são fatores mecânicos e de postura. Em alguns caso há um aumento marcante na angulação da coluna lombar provocando uma depressão ou "inclinação" nas costas e isto pode fazer com que os órgãos pélvicos sejam literalmente inclinados para a frente e comprimidos na pelve inferior. O tratamento osteopático pode ajudar na normalização de sua posição.

Zumbido

Esta condição intensamente agravante envolve um som vibrante, sibilante, nos ouvidos e pode ser aliviada pela manipulação craniana.

9. AS CONSEQÜÊNCIAS DO *STRESS*

O *stress* de natureza psicológica ou emocional pode provocar alterações acentuadas no sistema músculo-esquelético, influenciando profundamente o funcionamento global do corpo. Todas as mudanças emocionais se refletem nos tecidos moles; atitudes como raiva ou medo, excitamento ou depressão, produzem posturas e padrões musculares. Há uma ligação estreita entre a postura habitual, as atitudes e condições psicológicas.

Muitas posturas e tensões defensivas surgem da ansiedade e do *stress*. Se isto for contínuo e repetido, surgirão restrições e alterações nos tecidos moles. Se não forem liberadas, elas se tornam contínuas e fontes de dor e mais *stress*. Com freqüência, a habilidade para relaxar está perdida e a conseqüente perda de energia nervosa é marcante.

A compreensão única que a osteopatia nos traz, a respeito de como o corpo funciona, ajuda a esclarecer como o *stress* pode produzir efeitos muito diferentes em pessoas distintas.

Você alguma vez já focalizou a luz do sol através de uma lente de aumento para obter um ponto determinado de calor? Se, nesta metáfora, o *stress*, em sua miríade de formas, for representado pela luz do sol, a lente é representada pelo sistema nervoso. Nossa atenção deve estar em ambos os aspectos deste fenômeno, os fatores de *stress* e como evitá-los ou reduzi-los ao mínimo, e os sistemas do corpo que lidam com o *stress*, em particular o sistema nervoso que determina, em grande parte, como o corpo o enfrentará. Não existem duas pessoas que reajam ao *stress* da mesma maneira; mesmo sob condições idênticas, as reações e efeitos serão variados. Embora seja importante saber o que é o *stress* e como geralmente o corpo reage a ele, deve-se prestar mais atenção ao indivíduo que recebe o *stress*, as características únicas de quem determinará o resultado final. Por que uma pessoa desenvolve uma úlcera, outra uma diabete e outra ainda pressão sanguínea elevada? Todas estas condições podem ser o resultado aparente de padrões semelhantes de *stress*. Logo, é óbvio que os fatores do *stress* não determinam a reação do corpo. A constituiçaõ pessoal e a história do indivíduo são os fatores determinantes de quais aspectos do corpo se adaptarão ou reagirão em resposta a qualquer estímulo ou *stress*. Na análise final, a doença é o fracasso do corpo em adaptar-se ou em lidar com as exigências que lhe são impostas pelo meio ambiente em que vive. Isto inclui exigências de natureza estressante, sejam originadas interna ou externamente.

A resposta "lutar ou voar"

Stress é uma palavra muito usada e freqüentemente mal empregada. Na verdade, ela não possui apenas um significado, pois pode abranger qualquer estímulo real ou potencial, geralmente (mas nem sempre) de natureza desagradável ou nociva, ao qual o corpo ou a mente estão sujeitos. Isto pode incluir diversos fatores como calor ou frio intensos, estados emocionais negativos, nutrição inadequada, barulho excessivo, medo, drogas, poluição, dor etc. Grande parte do *stress* é exógena, ou seja, vem do lado de fora do corpo, mas muitas vezes pode ser endógena, isto é, "autocriada" (ódio, inveja, medo, ciúmes etc.). Qualquer fator de *stress* pode ser a causa aparente das reações do complexo corpo/mente do indivíduo. Tais reações são muitas vezes descritas como a resposta "lutar ou voar", ou seja, a reação primitiva ao perigo, na qual o corpo imediatamente se prepara para defender-se (lutar) ou fugir (voar). A razão normalmente aceita é que sendo estas respostas muitas vezes socialmente inaceitáveis (não é correto agredir fisicamente ou fugir, em muitas situações estressantes), as diversas respostas fisiológicas que acompanham o estímulo de lutar ou voar tornam-se — com a repetição — a causa aparente de muitas doenças físicas e mentais. Um grande número de alterações físicas surgem em épocas de estímulos estressantes induzidos. Estas alterações incluem: o cérebro e o sistema nervoso tornam-se intensamente ativos, as pupilas dos olhos se dilatam, há uma diminuição do processo digestivo (que geralmente cessa), a saliva pára e a boca fica seca, os músculos ficam tensos preparando-se para a atividade, o coração bombeia o sangue com mais força e mais rápido, antecipando-se à atividade extra; a pressão sanguínea se eleva; a respiração torna-se rápida, a ponto de ofegar; hormônios como a adrenalina são liberados no sistema, assim como glicose (do fígado); surge o suor em resposta à necessidade de esfriar o corpo etc. Tudo isto acontece numa fração de segundo sob a direção e controle do sistema nervoso.

Se os fatores do *stress* forem rapidamente eliminados nenhum dano é feito e todas as alterações revertem. Igualmente, se uma resposta válida, de natureza "lutar ou voar", estiver prestes a acontecer (fugir de um cão raivoso ou esmurrar um possível assaltante), as alterações fisiológicas terão sido usadas adequadamente e a normalidade voltará. Contudo, tais respostas não são apropriadas à maior parte das situações de *stress* dos dias atuais (casamento infeliz, ansiedades financeiras, medo de exigências excessivas etc.). E se os fatores do *stress* forem constantes ou repetidos com freqüência, e não houver alívio da tensão ou uma fase de descanso adequada das alterações fisiológicas descritas, pode surgir uma porção de sintomas, como: tontura; dor nos músculos enrijecidos; dores de cabeça; problemas visuais; hipertensão; problemas cardíacos e circulatórios; dificuldades respiratórias, inclusive asma; alergias; palpitações; distúrbios digestivos, incluindo úlceras; dificuldade para engolir; irregularidades na taxa de açúcar no sangue (alta ou baixa); dores nas costas; problemas de pele; distúrbios intestinais (constipação ou colite); dificuldades sexuais etc.

Naturalmente todos estes sintomas podem ser resultado de outras causas, mas com freqüência surgem quando há uma prolongada exposição ao *stress*. Fatores nocivos de *stress* muitas vezes se enquadram em categorias como: relacionamentos pessoais difíceis; pressão excessiva devido a fatores de tempo e prazos; ansiedade financeira; inabilidade em comunicar sentimentos profundamente reprimidos ou ressentimentos; problemas de personalidade (insegurança etc.); falta de capacidade para se concentrar e viver no momento presente (o futuro ou o passado dominam); mudanças drásticas no modo de vida etc.

O *stress* nem sempre é nocivo ou desagradável mas, como é definido pelos clínicos atuais, inclui muitos acontecimentos aparentemente agradáveis e abrange quase tudo, bom ou mau, que altere o *status quo*. Uma conquista pessoal importante, por exemplo, pode criar tanto *stress* quanto uma mudança de responsabilidade no trabalho. Um feriado como o Natal é tão estressante quanto receber uma multa de estacionamento. A mudança, em si mesma, é vista como exigência de uma resposta ou de uma alteração adaptativa por parte do indivíduo e isto é estressante. Na verdade, grande parte do *stress* aumenta a saúde e enriquece a vida, pois, realmente, sem um certo grau de estímulo seríamos como pessoas sem ambições nem interesses.

Síndrome de adaptação geral

Contudo, quando o *stress* ,é prolongado ou muito repetido, pode começar uma série de alterações que fazem parte do que é conhecido como Síndrome de Adaptação Geral (S.A.G.). Inicialmente os mecanismos auto-reguladores do corpo, que mantêm o equilíbrio interno ou homeostase, enfrentam adequadamente os constantes estímulos, com todas as alterações que exigem. Mas, depois de meses ou anos, a capacidade de um ou outro aspecto do corpo para adaptar-se ou enfrentar adequadamente estes estímulos diminuirá. Quando o estágio de exaustão da S.A.G. assume o lugar do estágio de adaptação, inicia-se o desequilíbrio, a interrupção da harmonia interior e diversos sintomas desagradáveis tornam-se perceptíveis. Este estágio de exaustão irá se manifestar de diversas maneiras, dependendo das características muito pessoais e únicas da constituição fisiológica ou psicológica do indivíduo.

Os sinais do *stress* tornam-se evidentes podendo resultar em insônia, asma, até pressão sanguínea elevada, exaustão ou depressão e úlceras. Se o tratamento, neste estágio, estiver voltado para estes sintomas, os benefícios serão poucos. A única esperança verdadeira é lidar com as causas e isto envolve o fator do *stress* e o corpo e mente do indivíduo. Este é o conceito holístico da "cura natural" de modo geral e da osteopatia em particular. Se nada de positivo for feito nesta fase de exaustão da S.A.G., eventualmente podem ocorrer o colapso e a morte. Se o tratamento for paliativo (drogas etc.) pode-se esperar um resultado final semelhante, embora os sintomas possam se tornar toleráveis durante algum tempo. Entretanto, se lidarmos com o quadro "total" existe esperança de recuperação da saúde. Ao se lidar com o *stress*, todos os aspectos necessitam atenção. Em primeiro lugar o modo de vida do indivíduo exige um exame. Ele descansa? relaxa? medita? quanto? A dieta é balanceada e inclui uma quantidade adequada de nutrientes fundamentais? Quais aspectos do problema podem ser ajudados com conselhos? com psicoterapia? mediante *insights*?

É sabido que se um indivíduo "estressado" puder ser levado a uma dieta perfeita e encorajado ao exercício regular, a descansar adequadamente, muitas "doenças" provocadas pelo *stress* simplesmente desapareçam. Se, ao mesmo tempo, outros aspectos do modo de vida do indivíduo (atitudes, quantidade de trabalho, traços de personalidade etc.) puderem ser modificados, pode-se esperar ainda mais progressos. É interessante saber que é possível que um indivíduo agressivo, trabalhador compulsivo, se transforme em alguém descontraído e despreocupado através da mudança de atitudes e comportamento. A afirmação "Sinto muito, mas eu sou assim" é sem sentido — nós *podemos* mudar se isto for muito importante.

Disfunção espinhal

O que determina qual a parte do corpo que sucumbirá frente a um *stress* prolongado? Naturalmente devemos levar em consideração as tendências herdadas. Dentro do corpo existe um outro "organizador" ao qual a osteopatia em particular dedica muita atenção. Este é o sistema nervoso e o papel desempenhado pela disfunção espinhal no modo como se manifestam determinados padrões de doença-saúde. Diversas pesquisas feitas nos Estados Unidos, a maior parte conduzida pelo professor Irvin Korr durante os últimos trinta e cinco anos, demonstraram que:

1. Há pelo menos três modos em que segmentos ou áreas da coluna se apresentam anormais. Estas áreas podem ser hipersensíveis à pressão; restringidas na mobilidade (movimento) ou assimétricas (fora de posição). Tais alterações são comuns, mesmo em pessoas aparentemente saudáveis.

2. Estas áreas são anormais no grau de tensão ou tônus, presente nos tecidos moles locais e os nervos nestas áreas reagem anormalmente a qualquer estímulo. Algumas das células nervosas que correspondem às mensagens de sensação, que comandam a função automática ou voluntária estarão num estado de superexcitação. Em outras palavras, elas reagirão mais rapidamente, com maior força e por mais tempo do que deveriam, mesmo a um estímulo médio de qualquer espécie.

3. Este estado de super-reação, com freqüência se manifesta nos tecidos ou órgãos que estas células suprem ou controlam.

Esses segmentos anormalmente reagentes podem resultar de dano ou tensão postural, de problemas em determinado órgão ou sistema (vesícula biliar, por exemplo) que envia mensagens "irritáveis" ao longo dos nervos que o suprem, para os centros espinhais onde a irritação local pode se tornar crônica e provocar alterações no tônus dos tecidos moles. A causa inicial pode ser reflexa (do órgão para a área espinhal) ou direta, isto é, alterações biomecânicas na coluna, mas o resultado será um segmento super-reagente do sistema nervoso. Uma vez que o sistema nervoso organiza as funções adaptativas e protetoras do corpo para lidarem com todas as variações ambientais (mudanças na temperatura, atividade aumentada etc.), e suas reações à tensão emocional (reação de alerta), este estado de superexcitação numa determinada área tem conseqüências locais e distantes muito amplas.

Por exemplo: em vez de um órgão ser controlado de modo harmonioso, ele pode ser mantido num estado quase constante de super (ou sub) estimulação, devido à condição em que se encontram os centros nervosos que controlam sua função. Como mencionamos anteriormente, esta área é conhecida como segmento facilitado (isto é, permite a condução mais fácil do impulso nervoso), resultando em efeitos imprevisíveis no órgão. Se tal área estiver localizada na região superior da coluna, pode ser associada, por exemplo, à disfunção cardíaca. Na maior parte dos casos de angina pectoris (dor forte no peito) foi encontrado um padrão definido de lesão na coluna. Se a área estiver na parte média da coluna, o efeito pode estar nos órgãos digestivos, como o fígado ou o pâncreas. É preciso lembrar, contudo, que embora a área da coluna esteja mantendo esta super ou subatividade através do sistema nervoso, o problema pode ter sua origem no próprio órgão, por diversas razões (infecção, estado tóxico etc.) e a irritação espinhal e o conseqüente estado de facilitação podem, originalmente, ser resultado disto.

Se o *stress* faz parte da vida do indivíduo, a presença destas áreas na coluna provocará uma reação aumentada, crônica, e o resultado final será o funcionamento anormal do órgão ou sistema atingido. Se isto não for corrigido, o resultado será o dano, a disfunção do órgão e a perturbação da organização total do corpo.

Os métodos osteopáticos permitem aos práticos identificarem rapidamente tais segmentos "facilitados" ou lesados; a manipulação osteopática da coluna e dos tecidos moles (como a técnica neuromuscular) muitas vezes pode normalizar estas áreas, mas nos casos crônicos pode-se obter apenas uma melhora limitada.

Todos os fatores controláveis devem ser a preocupação de quem cuida, e isto inclui o modo de vida e a personalidade do indivíduo. Após pesar todos os fatores óbvios (sono, relaxamento, exercícios, dieta etc.) ainda restam a normalização do comportamento biomecânico do corpo, o sistema músculo-esquelético e, em particular, a coluna. De acordo com este ponto de vista, o *stress* pode causar e perpetuar a disfunção e a doença, em proporção direta à constituição mental e física do indivíduo. A osteopatia oferece a oportunidade de normalizar as estruturas que "organizam" os efeitos do *stress* no corpo. Isto, e o aconselhamento com respeito ao *stress* emocional, o encorajamento de uma dieta adequada, relaxamento e exercícios de meditação, ajudarão a diminuir o efeito do *stress* e proporcionará a este problema universal uma abordagem compreensível e sem o uso de drogas.

10. POSTURA E USO CORRETO DO CORPO

O *stress* mecânico e a disfunção que afetam o sistema músculo-esquelético muitas vezes se relacionam ao uso inadequado do corpo. Outras causas, incluindo defeitos congênitos, como vértebras excedentes, costelas cervicais, membro inferior curto congênito etc., ou traumas como pancadas ou tombos, ou os efeitos de *stress* emocional prolongado (veja o capítulo anterior), também devem ser consideradas.

Os hábitos diários de postura, no trabalho e no lazer, muitas vezes são os fatores moderados, não violentos, embora persistentes, que levam à disfunção somática e às conseqüências na saúde em geral. A postura representa a soma da eficiência mecânica do corpo e pode ser lida como um livro, na avaliação da integridade, do potencial e, até certo ponto, da história do indivíduo.

A postura ideal é aquela na qual os diferentes segmentos do corpo, ou seja, a cabeça, o tórax e o abdômen estão verticalmente equilibrados um sobre o outro, de modo que o peso seja suportado pela estrutura óssea com um mínimo de esforço e tensão nos músculos e ligamentos. Para se manter esta postura, determinados músculos posturais precisam estar em estado de constante atividade; esses músculos possuem uma propriedade fisiológica denominada "atividade postural". A postura correta é aquela na qual a cabeça está centrada acima da pélvis, o rosto para a frente e a cintura escapular aproximadamente no mesmo plano da pélvis.

A posição da estrutura óssea é determinada pelos tecidos moles que a envolvem, a apóiam e a movimentam. As tensões nestes tecidos moles levarão a anormalidades nas estruturas esqueléticas e, portanto, na própria função; isto também pode resultar em alterações nos órgãos e funções (circulação) sustentados pelos tecidos moles. Estes estão sujeitos não somente à tensão da gravidade, como também ao conjunto de tensões posturais e ocupacionais, somadas à contração normal que surge com a idade.

Goldthwait[1] mostra a importância da postura na conservação da saúde:

> Os principais fatores que determinam a manutenção das vísceras abdominais em sua posição são o diafragma e os músculos abdominais, que na postura inadequada relaxam e deixam de sustentá-las. Os distúrbios na circulação causados por um diafragma baixo ou ptose (órgãos caídos) podem provocar congestão crônica passiva em um ou em todos os órgãos do abdômen e da pélvis, pois a drenagem venosa local ou geral pode ser interrompida pela insuficiência da bomba diafragmática em realizar seu trabalho no corpo curvado. Além disso, o obstáculo que estes órgãos congestionados representam para o suprimento nervoso, bem como a pressão nos gânglios e plexos simpáticos (centros nervosos), provavelmente provoca muitas irregularidades em sua função, que variam da paralisia parcial à hiperestimulação. Assim, a mecânica imperfeita do corpo no começo da vida torna-se um fator vital na produção do círculo vicioso de doenças crônicas e o ponto principal de ataque em sua prevenção... Nesta posição vertical, à medida que envelhecemos, a tendência é que o abdômen relaxe e se curve cada vez mais, permitindo uma condição ptótica dos órgãos abdominais e pélvicos, a não ser que os músculos abdominais inferiores aprendam a se contrair adequadamente. À medida que o abdômen relaxa, existe forte tendência de o peito se inclinar, com um ângulo estreitado das costelas, ombros e cabeça para a frente, omoplatas salientes, e, provavelmente, pés pronados. Quando a máquina humana está sem equilíbrio, a função fisiológica não pode ser perfeita; músculos e ligamentos encontram-se num estado anormal de tensão. Um corpo bem equilibrado significa uma máquina funcionando perfeitamente, com a menor quantidade de esforço muscular e conseqüentemente com melhor saúde e força em sua vida diária.

Assim, um cientista médico ortodoxo reafirmou a mensagem osteopática. Tecidos moles sujeitos a tensões de natureza postural podem se tornar cronicamente alongados ou encurtados. A normalização, onde for possível, deve incluir tratamento (manipulação de tecidos moles e articulações), exercícios e, acima de tudo, a reeducação para evitar a recidiva. Uma combinação da osteopatia e um sis-

---

1. *Essentials of Body Mechanics,* Goldthwait e outros.

tema de reeducação postural, como a técnica de Alexander, parece ser o ideal.

Stress de repetição

O homem moderno maltrata constantemente seu corpo. Pense nos efeitos combinados de atos repetitivos como dirigir, acomodar o corpo à mobília e equipamentos mal projetados; o dano fisiológico de calçados, como os sapatos de salto alto, e de roupas íntimas restritivas; de hábitos como sentar de pernas cruzadas ou ficar em pé com o peso apoiado numa perna etc. Pense por um momento sobre tudo que o corpo precisa suportar num "dia normal". Tendo dormido numa cama muito macia, o corpo é obrigado a se curvar ou alongar-se para atos como lavar, barbear e vestir. O simples ato de lavar o rosto pode causar tensão, pois os corpos crescem e as pias estão colocadas numa altura padronizada. Em seguida, o corpo pode se encontrar sentado num carro, trem ou ônibus, ficando desse modo sujeito a posições repetitivas, seja numa escrivaninha, numa mesa de trabalho, em casa etc. Tudo isto executado sobre sapatos de saltos altos ou em escrivaninhas altas ou baixas, em assentos baixos ou muito altos e geralmente de modo curvado ou inclinado. Não é de surpreender que o homem tenha sido descrito como "um animal bípede com dor nas costas".

Com esta constante tensão, podemos ver porque a degeneração das articulações da coluna está bem avançada na meia-idade e porque a dor nas costas, pescoço rígido e sinais gerais de "desgaste" são a regra em vez da exceção.

Quando corretamente ereto, o peso do corpo é distribuído igualmente. Uma linha desenhada a partir da orelha deveria passar pelo centro do osso do tornozelo. Se estiver à frente deste ponto, os músculos do pescoço e da coluna estarão sob tensão para sustentar a cabeça. Como ela está mantida para a frente de sua posição correta, ocorrem alterações de compensação nas curvas normais da coluna. Estas alterações, se prolongadas, provocam mudanças permanentes que terão conseqüências sobre cada aspecto da mecânica do corpo. Problemas semelhantes ocorrem se a cabeça for mantida inclinada para um lado ou se a pélvis estiver numa posição inclinada para a frente ou para trás. A questão é saber como corrigir estes erros de postura.

É interessante perceber que a posição da cabeça ou do pescoço em relação ao tronco, tem um efeito definido sobre toda a organização do corpo. A posição dos órgãos é mantida pelas bainhas fasciais que os sustentam. O tecido fascial que determina a posição relativa do coração, do fígado ou do baço, por exemplo, está diretamente ligado à fáscia do pescoço que está associada à base do crânio. Assim, qualquer desvio permanente nesta região terá ramificações muito amplas. Novamente, vemos como as diversas partes do corpo estão inter-relacionadas. Quando em pé, a parte superior da cabeça deveria ser o ponto mais alto e não — como é muito comum — a testa. Quando sentados, a coluna deveria estar sustentada e não inclinada. A elevação da parte superior da perna, quando sentada, deveria ser do joelho para o quadril, isto é, o joelho deve estar mais alto do que o quadril. Se este for o caso e as nádegas estiverem bem apoiadas na cadeira, a coluna estará relaxada e apoiada. Os pés devem estar colocados de modo que, ao inclinar-se para a frente, levantar e endireitar os joelhos, a posição em pé possa ser alcançada com um mínimo de esforço. Sentar de pernas cruzadas provoca torção na região pélvica-lombar; durante curtos períodos de tempo isto não causará danos, mas há o perigo de se desenvolver um padrão de hábito que ajudará a provocar alterações permanentes na região inferior das costas.

Ao caminhar, a cabeça deve estar erguida e não à frente do centro de gravidade do corpo. Deste modo, a cabeça não parece um grande peso prestes a cair de seu lugar acima do pescoço, mas lembrará um "balão" flutuando sobre o corpo ereto. Pense no movimento gracioso de um gato ou de uma bailarina; em ambos, a cabeça guia e o corpo parece seguir. Compare-os com a aparência curvada, pesada, de ombros caídos, tantas vezes óbvias a qualquer observador; esta se torna não somente mais agradável, como os efeitos sobre a saúde e a energia em geral são visivelmente melhorados. A inclinação é causada essencialmente pela flexão dos joelhos e quadril. Um mínimo de movimento da coluna deveria ser exigido quando abaixamos para levantar ou movimentar um objeto. Se isto pudesse ser claramente compreendido e praticado haveria grande redução de problemas na coluna.

Nas atividades unilaterais repetitivas, como lavar ou varrer, deve-se tentar quebrar o padrão para que outros músculos possam ser utilizados e os músculos envolvidos no movimento repetido possam descansar.

Em nosso trabalho pagaremos dividendos, para verificar o modo como simples atividades repetitivas são executadas. Por exemplo, sei de um caso de forte dor no pescoço provocada pelo hábito de segurar o telefone entre o ouvido e o ombro, inclinando a cabeça para um lado e deixando as mãos livres. Repetido muitas vezes por dia durante alguns anos, isto resultou em torção crônica.

Posição ideal de sono

Devemos dormir numa superfície firme. A posição ideal é deitar-se de lado com a cabeça sobre um travesseiro médio, colocado no

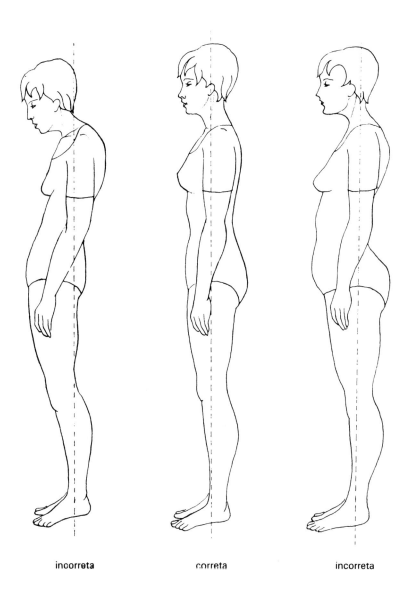

incorreta   correta   incorreta

Dois exemplos de má postura juntamente com um alinhamento correto. Podemos ver como a mecânica incorreta do corpo pode levar à alteração permanente do tonus muscular, deslocamento dos órgãos e tensão nas articulações da coluna.

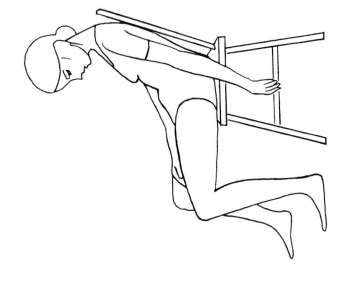

Posição sentada incorreta
Observe: Joelhos mais baixos do que o quadril. Inclinação geral do corpo.

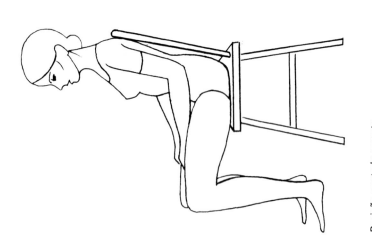

Posição sentada correta
Observe: Joelhos mais altos do que o quadril

ângulo entre o pescoço e o ombro; assim, a cabeça e o pescoço ficam apoiados, não se inclinam nem são deslocados lateralmente pelo uso de um travesseiro alto. Os joelhos devem estar flexionados para que a parte inferior das costas descanse numa posição neutra ou ligeiramente arredondada. Dormir de rosto para baixo não é desejável devido ao efeito sobre a parte inferior das costas e à necessidade de virar a cabeça para um lado.

O exercício físico deve incluir a utilização de todo o corpo; andar, correr, andar de bicicleta e nadar são bons exercícios. Não se deve permitir que atividades unilaterais predominem na atividade física a ponto de provocarem desequilíbrio. Exercícios do tipo "mantenha a forma" devem ser cuidadosamente adaptados ao indivíduo. Os exercícios de ioga são os mais indicados uma vez que são executados de maneira lenta, ritmada, diferente dos movimentos violentos e bruscos tão comuns nos exercícios físicos diários. O modo como o corpo senta, fica em pé e anda, forma um padrão dinâmico variável e o exame deste padrão é o estudo da postura.

A postura de um indivíduo é determinada na infância e as sementes da má postura na vida adulta são plantadas na infância. A boa postura é uma raridade — na verdade, quando a vemos é imediatamente reconhecida; é mais provável que vejamos uma boa postura numa tribo africana cujo andar gracioso permite o movimento fácil, sem esforço.

Observe as pessoas enquanto executam suas tarefas diárias; poucas andam direito e podemos observar uma variedade de posturas incorretas e curvadas quando estão sentadas. Isto indica fraqueza física, falta de exercício e pouco desenvolvimento, com conseqüências para a saúde física e mental.

Um defeito postural comum

A lordose surge quando a pélvis está inclinada para a frente e há uma curva exagerada da região lombar da coluna (a propósito: sapatos de saltos altos, colocam a pélvis nesta posição). Existe um exagero correspondente na curva da espinha dorsal (cifose) e um movimento para a frente da curva do pescoço. Estas alterações de curvas da coluna provocam mudanças nas estruturas ligadas a ela, fazendo com que a tensão fique sobre os ligamentos de apoio e causando mau posicionamento e comprimindo os órgãos internos, obstrução circulatória e irritação dos nervos. Os órgãos abdominais são lançados para a frente contra a parede do abdome e seus músculos ficam distendidos sob esta pressão constante. Os intestinos e outras estruturas apoiadas se inclinam e assumem uma posição mais baixa

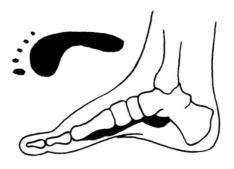

Vista lateral de pé normal.

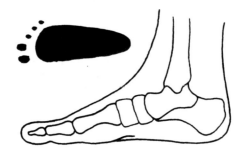

Vista lateral de pé com arco caído.

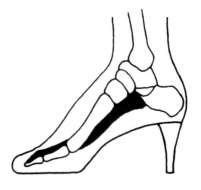

Vista lateral do pé usando saltos altos.

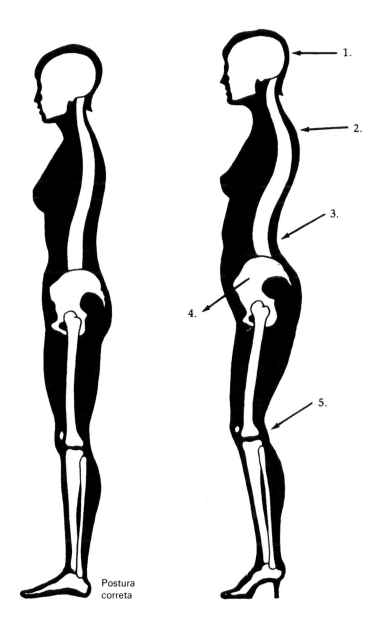

Postura correta

O efeito do uso de saltos altos.
1. A cabeça para a frente, fora de seu centro de gravidade; 2. Área torácica da coluna curvada; 3. Área lombar côncava; 4. Pélvis girada para a frente e área abdominal inclinada; 5. Encurtamento dos músculos posteriores das pernas.

na cavidade abdominal. O fígado pode girar para a frente e o conduto biliar pode se distender provocando, em alguns casos, obstrução do fluxo de bílis.

Os órgãos pélvicos também são envolvidos, levando a muitas das complicações que atualmente parecem afetar mulheres de todas as idades. Há uma inclinação dos ovários, o útero cai para a frente e para baixo e o peso dos órgãos abdominais fica sobre ele; isto pode resultar em veias varicosas da parte inferior dos intestinos (hemorróidas) e danos no sistema reprodutivo. Com a correspondente compressão do gradeado costal há uma diminuição no diâmetro do peito. O diafragma desce, deixando o coração numa posição inclinada, sem apoio. Como resultado, a função respiratória e a ação cardíaca tornam-se menos eficientes.

A osteopatia pode ajudar bastante na correção dos danos — relaxando músculos e articulações tensas e congestionadas, mobilizando a articulação parcialmente imóvel e melhorando o tônus muscular. Mas, para superar de modo permanente a má postura, existe apenas uma linha de ação que deve ser óbvia para qualquer pessoa inteligente.

Os exercícios corretivos devem, em primeiro lugar, superar antigos hábitos de má postura e depois desenvolver e estabelecer novos hábitos de postura. O paciente deve fazer mais do que exercícios — ele deve assumir conscientemente e manter a postura correta por períodos longos e cada vez mais prolongados, até que esta se torne um hábito.

O primeiro obstáculo a ser superado é fazer o indivíduo consciente de sua tensão (ou postura) e isto precisa ser realizado antes que comece a fazer qualquer coisa a respeito. Assim, é necessário que haja um instrutor nos primeiros estágios de reeducação postural, para posicionar o corpo de maneira que o paciente sinta como é estar na posição correta. A princípio isto parecerá errado, e até que o paciente perceba que aquilo que parece certo necessariamente não é o correto, o progresso não se iniciará.

Com o decorrer do tempo a postura só poderá ser corrigida quando o indivíduo aprender novamente a usar corretamente o seu corpo. Não é fácil abandonar hábitos antigos e aprender novos, mas a utilização da osteopatia para normalizar os tecidos moles e articulações aumentará a consciência do indivíduo com relação às estruturas de seu corpo, enquanto ao mesmo tempo elimina restrições físicas que podem — com freqüência — impedir o uso correto das diversas partes do corpo. Se uma das partes não estiver funcionando adequadamente, o todo, até certo ponto, também não funcionará.

Ao se forçar o conjunto de fatores interligados, através de métodos manipulativos especializados, muitos problemas complexos podem ser resolvidos.

11. OSTEOPATIA CRANIANA

Uma das maiores contribuições da pesquisa fisiológica no século 20 foi realizada por William Garner Sutherland D. O. Ele foi um dos primeiros formandos da American School of Osteopathy em Kirksville, Missouri, em 1920. Quando era um estudante, percebeu que a estrutura de determinados ossos cranianos, particularmente onde se uniam, era inclinada de modo admirável; notou que havia uma inclinação acentuada onde a lâmina do osso temporal recobre a grande asa do esfenóide e a borda inferior do parietal, que também apresenta uma inclinação externa acentuada. Estudando sob a orientação do Dr. Still, Sutherland tinha consciência da relação entre estrutura e função. Se estes ossos eram estruturados desta forma, então, raciocinava, deve haver uma função fisiológica relacionada com eles. Investigações posteriores com respeito aos ossos do crânio levaram-no a notar muitas outras articulações, como a junta "macho e fêmea" entre a parte lateral da porção basilar do occipital onde se encaixa na fase medial da terceira porção petrosa anterior do osso temporal.

Sutherland raciocinou que estas articulações só teriam sentido se contribuíssem para o movimento entre os ossos. Contra todo pensamento médico aceito, estudou e observou as estruturas cranianas e suas funções visando confirmar o que elas eram na realidade. Gradualmente, durante muitos anos, começou a compreender o inter-relacionamento entre as estruturas ósseas do crânio, seu conteúdo

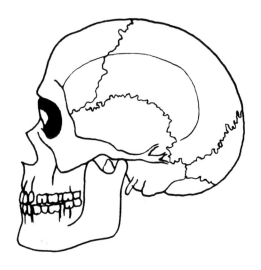

Vista lateral de Crânio Adulto

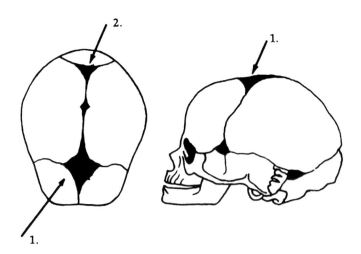

Crânio de Criança.
1. Fontanela Anterior; 2. Fontanela Posterior

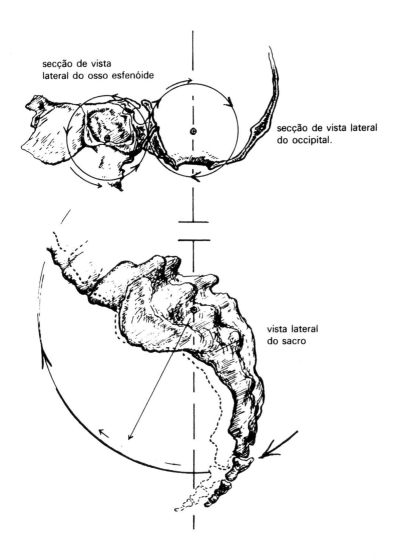

As setas indicam direções de alterações coordenadas sincrônicas na posição dos principais componentes do mecanismo craniosacral durante a flexão. O invorco, um retorno à posição neutra, ocorre durante a extensão. A linha pontilhada indica a posição sacral no limite da flexão.

A ilustração mostra o movimento craniano e sacral durante a inalação e a exalação.

e suas funções. Isto incluía não somente os nervos e os tecidos do cérebro, mas também as fortes faixas fibrosas que dividem e sustentam as diversas áreas do cérebro e que estão intimamente envolvidas no movimento das estruturas cranianas. As duas principais membranas de tensão são a *Falx Cerebri* e a *Tentorium Cerebeli*.

A falsa crença de que o crânio é uma estrutura óssea rígida e que as suturas são fixas surgiu de anatomistas que estudavam estas estruturas em espécimes dissecadas. O estudo de ossos em pessoas é muito diferente; é muito fácil apalpar a elasticidade do crânio de uma pessoa, mesmo quando adulta.

Os ossos que constituem o crânio, numa pessoa sadia, realmente se movimentam de maneira rítmica durante a vida. O alcance deste movimento é pequeno, mas para mãos treinadas, é sentido facilmente. Uma vez que tudo que se relaciona ao corpo acontece com um objetivo, conclui-se que esta função contribui para seu funcionamento normal. Pode-se argumentar que o que se palpa é uma elasticidade, uma flexibilidade, necessária para evitar que o crânio seja muito rígido e corra o perigo de fraturar em caso de choque. Isto é parcialmente verdadeiro, mas não explica a expansão e contração rítmicas que ocorrem no crânio, independente da respiração normal e do batimento cardíaco.

Mecanismo respiratório primário

A partir da metade do século passado, as pesquisas demonstraram que este movimento é parte de um mecanismo denominado "mecanismo respiratório primário". Ele inclui não somente os ossos do crânio e seu conteúdo como também, devido a fortes ligações de tecidos fibrosos, a coluna vertebral e o sacro (a estrutura óssea triangular na base da coluna). Quando estas estruturas se movimentam (de modo parecido ao do diafragma e do tórax na respiração, mas em proporção menor) ocorre uma importante função circulatória no crânio e em todo o corpo. O sangue e o fluido cérebro-espinhal são bombeados através de complexos canais que circundam as estruturas do cérebro e do sistema nervoso central.

Usando-se um eletromicroscópio, foi demonstrado que o tecido que une todos os outros tecidos, chamado de tecido conjuntivo ou fáscia, possui uma estrutura tubular. O fluido cérebro-espinhal penetra estas estruturas e leva consigo secreções hormonais vitais à saúde do corpo. As glândulas mais importantes do corpo estão no crânio, e sabe-se agora que sua capacidade de funcionamento é determinada pela eficiência do mecanismo respiratório primário.

O que isto significa, no que diz respeito à saúde e doença? Explica muito do que anteriormente era inexplicável e revela a possibilidade de tratar condições consideradas não tratáveis ou muito resistentes ao tratamento, através de métodos mais convencionais.

Se, na vida adulta, ocorrerem golpes na cabeça ou no pescoço, extrações de dentes, golpes na base da coluna e mesmo pressões estruturais mais sutis resultantes do uso de dentadura, o complexo mecanismo descrito acima pode desencadear diversos sintomas locais e distantes. As condições locais que comumente resultam deste tipo

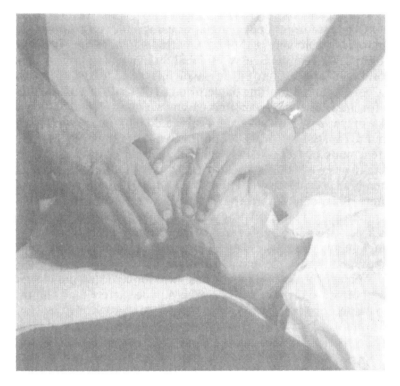

Manipulação craniana visando recuperar a mobilidade normal entre o zigomático e os ossos temporais. Este tratamento é extremamente suave. Nenhuma força é utilizada, apenas segura-se os ossos adequados enquanto a respiração do paciente cria a força corretiva.

de causa incluem zumbidos, doença de Ménière (perda de equilíbrio), nevralgia facial, enxaqueca e outras dores de cabeça, distúrbios visuais, disfunção da mandíbula (dificuldade para mastigar ou abrir a boca) etc. Efeitos distantes incluem quaisquer alterações no metabolismo do corpo, de origem hormonal.

Tratamento de torção craniana em recém-nascidos

Inúmeras condições foram auxiliadas pela habilidade da osteopatia craniana em influenciar positivamente o equilíbrio hormonal. Condições como artrite reumatóide, esclerose múltipla, retenção de fluido, asma e outros problemas alérgicos foram favoravelmente influenciadas (juntamente com outros métodos naturais). A aplicação mais importante desta abordagem é, contudo, o tratamento de bebês e crianças que sofreram torção craniana antes, durante ou logo após o nascimento.

Diversos fatores podem afetar os ossos moles e estruturas cartilaginosas do feto antes e durante o parto, e do bebê logo depois. Se a futura mãe tem uma curva espinhal ou uma curva lombar aguda (costas côncavas), o feto em desenvolvimento pode encontrar-se numa posição que comprime ou deforma os ossos do crânio. Se o parto for induzido e o colo uterino não teve a oportunidade de amolecer e preparar-se para encaixar a cabeça do feto, ou se o nascimento é muito rápido e as forças de contração que agem na cabeça do feto forem muito poderosas, ou se o trabalho de parto for longo e difícil, o efeito nos ossos moles da cabeça e das estruturas que os sustentam (membranas de tensão etc.) pode moldá-los de tal modo que a volta à normalidade jamais ocorrerá. Se o parto a fórceps for executado de modo inábil pode provocar torção craniana e problemas de longa duração. Isto não significa que ele seja sempre prejudicial, na verdade, muitas vezes evita danos piores, mas certamente pode causar danos, se utilizado de maneira errada.

Se um bebê nasce prematuramente e for colocado numa superfície normal, o próprio peso da cabeça pode exercer uma compressão ou deformação. Afinal, o feto estava confortavelmente acomodado em fluidos e uma cama d'água seria um lugar mais adequado para o recém-chegado.

Se um recém-nascido chora demais, recusa alimento, é tenso e difícil de segurar, tem problemas de sono, dificuldade para engolir ou mostra uma nítida preferência para deitar de lado ou não deitar de costas, se parece entorpecido ou "muito bonzinho", não demonstrando se interessar por qualquer coisa, coça ou bate a cabeça, não se desenvolve normalmente, é provável que exista uma torção craniana. Estas crianças devem ser examinadas o mais breve possível por um osteopata craniano, assim como todos os casos de paralisia cerebral e espasticidade.

Os métodos são extremamente suaves e o tratamento pode se iniciar algumas horas após o nascimento. Não existe nenhum tipo de tração ou pressão, que muitas pessoas associam à osteopatia convencional, mas sim uma tentativa suave, sutil, para restabelecer a normalidade estrutural e, com ela, a normalidade funcional (saúde).

Aprender as técnicas especializadas de osteopatia craniana exige estudo perseverante, longo e muita prática. A anatomia e fisiologia do crânio e seu relacionamento com outras estruturas e funções da coluna e do corpo é um estudo exigente. A aplicação da manipulação craniana exige habilidades manuais sutis e sensíveis, pois está mais preocupada em liberar tensões articulares entre as estruturas e restabelecer os movimentos fisiológicos do que em alterar a posição de ossos; e é nas crianças e recém-nascidos que se obtém maior eficiência. Isto é exemplificado na citação do *The Selected Writings of Beryl Arbuckle D.O.* publicada nos Estados Unidos pelo The National Osteopathic Institute and Cerebral Palsy Foundation (1977):

O sistema cérebro-espinhal ainda não desenvolvido, do recém-nascido, está alojado num crânio e num canal vertebral imaturos. A função de proteger o cérebro é atribuída ao crânio, com sua estrutura complexa, muitas vezes pouco valorizada, com seu movimento fisiológico, pouco considerado e compreendido. O crânio da criança é muito imaturo, tem pouca ossificação e muitos dos ossos estão em partes separadas, cartilaginosas e membranosas. A abóbada é composta de ossos muito delicados, com apenas uma camada e sem suturas ósseas. A modelagem possível durante o parto é uma capacidade da natureza para reduzir o tamanho do crânio, permitindo a passagem da cabeça através do colo uterino. Se, por qualquer motivo, esta criança for incapaz de diminuir ao máximo esta modelagem natural, é impossível prever a seriedade dos sintomas que poderão se manifestar mais tarde, devido à tensão constante e não natural ao longo das faixas tensionadas da membrana dural. "Um osteopata percebe, num ligeiro desvio anatômico, a causa do início da doença" (A. T. Still). Podem surgir problemas musculares leves ou mais intensos, dificuldades mentais, desde o retardo mental à confusão ou lentidão geral, incapacidade ou instabilidade.

O médico capaz de reconhecer estes desvios e de fazer as correções necessárias de modo inteligente, desde o primeiro sinal de ligeira dificuldade, o que ocorre com freqüência anos antes que sintomas sérios se manifestem, enquanto a criança ainda está se desenvolvendo ou em fase de crescimento, transformará o problema de hoje no sucesso de amanhã.

GLOSSÁRIO

Os termos abaixo fazem parte de uma seleção de definições extraídas de um *Glossário de Terminologia Osteopática* publicado pelo Educational Council on Osteopathic Principles, uma organização dirigida pela profissão osteopática nos Estados Unidos.

Tensão Articular. O resultado de forças que agem sobre uma articulação acima de sua capacidade de adaptação. Refere-se à distensão dos componentes da articulação além de limites fisiológicos, causando danos.

Articulação. (1) O ponto de união ou junção entre dois ou mais ossos do esqueleto. (2) O processo ativo ou passivo de movimentar uma articulação por toda sua extensão de movimento.

Assimetria. Perda ou ausência de simetria de posição ou movimento. A diferença em partes ou órgãos correspondentes em lados opostos do corpo, que normalmente são semelhantes. De uso específico quando se descreve alteração de posição ou movimento resultante de disfunção somática.

Barreira (barreira de movimento). Limite de movimento livre. Barreira anatômica: o limite de movimento imposto por estruturas anatômicas. Barreira fisiológica: limites funcionais dentro do alcance de movimento anatômico. Acúmulo de tensão nos tecidos moles que limita o movimento voluntário de uma articulação. Outros movimen-

tos em direção à barreira anatômica podem ser induzidos passivamente. Barreira patológica: um limite funcional dentro da extensão de movimento anatômico que diminui de modo anormal a extensão fisiológica normal. Pode estar associada à disfunção somática.
Conceito Craniano. Uma idéia descoberta, investigada e desenvolvida por W. G. Sutherland D. O. na aplicação dos princípios osteopáticos com referência ao crânio. Relaciona os mecanismos anatômicos e fisiológicos do crânio, que parecem representar a ação do mecanismo respiratório primário como a força motivadora relativa ao mecanismo craniossacral que se manifesta através do impulso craniano rítmico. O conceito craniano representa a aplicação do conceito de disfunção somática do mecanismo craniossacral. O estudo do diagnóstico e tratamento da disfunção somática extensivo ao mecanismo craniossacral inclui (1) introdução e preservação da disfunção somática (2) os efeitos patológicos da disfunção somática (3) métodos específicos para o diagnóstico palpatório e terapia manipulativa.
Mecanismo Craniossacral. Termo usado por Sutherland para descrever o movimento sincrônico da base sacral com a base craniana. Esta sincronia é alcançada pela inserção do tubo dural com o forâmen *magnum* e o canal sacral e provavelmente com a ajuda da variação do fluido cérebro-espinhal. Acredita-se que o forâmen *magnum* movimenta-se para a frente durante a flexão da articulação esfenobasilar que, através do tubo dural, leva a base sacral superior e posterior em torno de um eixo transverso do processo articular posterior ao canal, através do segundo segmento sacral.
Facilitação (1) Aumento no estímulo aferente fazendo com que a entrada sináptica seja mais facilmente atingida; assim, há um aumento na força de impulsos subseqüentes nesta via ou sinapse. A conseqüência da eficácia aumentada é que o estímulo contínuo produz respostas hiperativas. (2) Conceito clínico usado pelos médicos osteopatas para descrever os mecanismos neurofisiológicos que criam ou são criados pela disfunção somática. Usado com mais freqüência para descrever aumento ou reforço da atividade neuronal devida à entrada aferente aumentada ou anormal num segmento ou segmentos. A atividade aumentada é muitas vezes adicionada pela estimulação adrenérgica e simpática.
Reflexo de Inibição (1) Na osteopatia, um termo que descreve a aplicação de pressão firme em tecidos moles para relaxar e normalizar a atividade reflexa. (2) Efeito em músculos antagônicos devido à inervação recíproca quando estimulados.
Lesão Osteopática. Distúrbio na estrutura músculo-esquelética e/ou na função acompanhado de distúrbios de outros mecanismos biológicos. Termo usado para descrever tensão ou trauma local e os efei-

tos subseqüentes em outros sistemas biológicos (por exemplo, efeitos transmitidos através de vias reflexas nervosas, incluindo as de suprimento autônomo para órgãos segmentalmente relacionados).
Terapia Osteopática Manipulativa. Qualquer método dentre os diversos métodos manuais utilizados para aliviar sintomas dolorosos de doença ou trauma, criando deslocamento de fluidos, tecidos moles ou estruturas ósseas. Seu objetivo é facilitar a remoção de elementos tóxicos e induzir efeitos neurovasculares e neuromusculares.
Osteopatia. Sistema de cuidados com a saúde criada por Andrew Taylor Still (1828-1917) e baseado na teoria de que o corpo é capaz de produzir seus próprios remédios contra a doença e outras condições tóxicas, quando se encontra num relacionamento estrutural normal, em condições ambientais favoráveis e adequadamente nutrido. Geralmente utiliza terapia e métodos de diagnóstico físicos, farmacológicos e cirúrgicos aceitos, se bem que enfatize a importância da mecânica do corpo e métodos manipulativos para detectar e corrigir estruturas e funções imperfeitas. (Nota do Autor: A referência aos métodos cirúrgicos e farmacológicos não se aplica aos osteopatas do Reino Unido — veja o capítulo 3.)
Movimento fisiológico da coluna. Descrição do movimento espinhal apresentada por Harrison H. Fryette D. O. Os três princípios mais importantes são: (1) quando a coluna se encontra em posição neutra (posição normal) e se introduz uma inclinação lateral, os corpos das vertebras girarão em direção à convexidade; (2) quando a coluna está curvada para a frente ou para trás e se introduz a inclinação, as vértebras girarão em direção à concavidade; (3) o movimento inicial de um segmento vertebral em qualquer plano modificará o movimento deste segmento nos outros planos.
Mecanismo primário de vida. O sistema neuro-músculo-esquelético. Termo empregado pelo Dr. I. M. Korr, para demonstrar que as partes do corpo agem simultaneamente para transmitir e modificar a força e o movimento através dos quais vive o homem. É orientado pelo sistema nervoso central que age em resposta à entrada sensorial contínua do meio ambiente interno e externo.
Mecanismo Respiratório Primário. Na terminologia craniossacral, termo usado para descrever a função interdependente de diversos componentes anatômicos e fisiológicos do sistema nervoso central. Esta função respiratória primária parece ter efeitos distantes em todo o corpo. Geralmente, refere-se especificamente ao movimento pulsante inerente ao cérebro e medula espinhal (8-12 ciclos por minuto); flutuação rítmica do fluido cérebro-espinhal e da circulação, independente da respiração pulmonar e ritmo cardíaco; mobilidade articu-

lar dos ossos cranianos; movimento involuntário sacro entre os ilíacos aparentemente correlacionado e interdependente das flutuações rítmicas do fluido cérebro-espinhal.
Reflexo. Uma reação involuntária do sistema nervoso a uma entrada sensitiva. A soma total de qualquer atividade involuntária. Reflexo condicionado: aquele que não ocorre naturalmente no organismo ou sistema, mas que pode ser desenvolvido por associação regular a um evento externo. Assim, a função fisiológica se inicia sempre que ocorre o evento externo. Reflexo vermelho: a reação eritematosa da pele numa área estimulada mecanicamente, com suavidade (por exemplo, exame palpatório). O reflexo é maior em grau e duração numa área de disfunção somática aguda. Reflexo somato-somático: estímulo somático localizado produzindo padrões de reação reflexa em estruturas somáticas, segmentalmente relacionadas. Reflexo somato-visceral: estimulação somática localizada produzindo padrões de reação reflexa em estruturas viscerais, segmentalmente relacionadas. Reflexo víscero-somático: estímulo visceral localizado produzindo padrões de reação reflexa em estruturas somáticas, segmentalmente relacionadas. Reflexo víscero-visceral: estímulo visceral localizado produzindo padrões de reação reflexa em estruturas viscerais, segmentalmente relacionadas. Também denominado reflexo víscero-somato-visceral.

Disfunção somática. Função prejudicada ou alterada de componentes relacionados ao sistema somático (estrutura do corpo) — estruturas esqueléticas, articulares e miofasciais e elementos vasculares, linfáticos e nervosos, relacionados. Os aspectos de posição e movimento da disfunção somática podem ser descritos de acordo com três parâmetros: (1) a posição do elemento determinada pela palpação; (2) a direção em que o movimento é mais livre; (3) a direção em que o movimento é mais restrito. A disfunção somática aguda e crônica são identificadas por A.R.S. (Assimetria, Restrição de movimento e Sensibilidade).

Anormalidade na textura do tecido. Qualquer mudança palpável nos tecidos, da pele a estruturas periarticulares que correspondem a qualquer combinação dos seguintes sinais: edema, vasodilatação, flacidez, contração, contratura, fibrose e os seguintes sintomas: coceira, dor, hipersensibilidade, parestesia. Os tipos de anormalidades na textura do tecido incluem: espessamento, acordoamento, endurecimento, temperatura e umidade aumentadas ou diminuídas.

Ponto de gatilho (miofascial). Uma área pequena e hipersensível que, quando estimulada, produz um mecanismo reflexo que provoca dor localizada ou outras manifestações. A reação é específica numa área de referência constante e compatível a cada pessoa.

BIBLIOGRAFIA

Arbuckle, Beryl, *The Selected Writings of Beryl Arbuckle* D.O. National Osteopathic Institute and Cerebral Palsy Foundation (U.S.A.).
Brookes, Denis, *Lectures on Cranial Osteopathy*. Thorsons.
Chaitow, Leon, *Neuro-Muscular Technique*. Thorsons.
Fryett, Harrison H., *Principles of Osteopathic Technique*. American Academy of Osteopathy.
Gelb, Harold and other, *Clinical Management of Head, Neck and T.M.J. Pain and Dysfunction*. W. B. Saunders and Co.
Hoag, J. M., W. V. Cole, S. G. Bradford, *Osteopathic Medicine*. McGraw-Hill.
Korr, Irvin M., *The Collected Papers of Irvin M. Korr*. American Academy of Osteopathy.
_____, *The Neurobiological Mechanisms in Manipulative Therapy*. Plenum Press, Nova York.
Magoun, Harold, *Osteopathy in the Cranial Field*. Sutherland Cranial Teaching Foundation.
Northup, George W., *Osteopathic Medicine: an American Reformation*. American Osteopathic Association.
Still, Andrew T., *Philosophy of Osteopathy*. American Academy of Osteopathy.
Stoddard, Alan, *Manual of Osteopathic Technique*. Hutchinson.
_____, ____, *Manual of Ostheopatic* Pratice. Hutchinson. Anuários da Academy of Applied Osteopathy.

www.gruposummus.com.br